全国高等院校应用人才培养规划教材·药学系列

U0202875

职业道德与药学伦理学

（第二版）

主　编　王育红　黄金宇　訾　慧
副主编　李天慧　雷　琪

北京大学出版社
PEKING UNIVERSITY PRESS

图书在版编目(CIP)数据

职业道德与药学伦理学 / 王育红,黄金宇,訾慧主编. —2 版. —北京:北京大学出版社,2024.8

21 世纪高等院校应用人才培养规划教材

ISBN 978-7-301-34609-9

Ⅰ.①职… Ⅱ.①王… ②黄… ③訾… Ⅲ.①药物学 – 医学伦理学 – 高等学校 – 教材 Ⅳ.①R9-05

中国国家版本馆 CIP 数据核字(2023)第 210471 号

书　　　　名	职业道德与药学伦理学(第二版)	
	ZHIYE DAODE YU YAOXUE LUNLIXUE(DI ER BAN)	
著作责任者	王育红　黄金宇　訾　慧　主编	
责 任 编 辑	桂　春	
标 准 书 号	ISBN 978-7-301-34609-9	
出 版 发 行	北京大学出版社	
地　　　　址	北京市海淀区成府路 205 号　100871	
网　　　　址	http://www.pup.cn　新浪微博:@北京大学出版社	
电 子 邮 箱	编辑部 zyjy@pup.cn　总编室 zpup@pup.cn	
电　　　　话	邮购部 010-62752015　发行部 010-62750672　编辑部 010-62756923	
印 刷 者	河北博文科技印务有限公司	
经 销 者	新华书店	
	787 毫米×1092 毫米　16 开本　12.5 印张　340 千字	
	2013 年 9 月第 1 版	
	2024 年 8 月第 2 版　2024 年 8 月第 1 次印刷　总第 13 次印刷	
定　　　　价	39.00 元	

第二版前言

中华民族有着优良的道德传统。党的十八大以来,以习近平同志为核心的党中央高度重视公民道德建设,立根塑魂、正本清源,作出一系列重要部署,推动思想道德建设取得显著成效。人民思想觉悟、道德水准、文明素养不断提高,道德领域呈现积极健康向上的良好态势。

2019年10月,中共中央、国务院印发《新时代公民道德建设实施纲要》,特别强调了要把社会公德、职业道德、家庭美德、个人品德建设作为着力点,推动践行以爱岗敬业、诚实守信、办事公道、热情服务、奉献社会为主要内容的职业道德,鼓励人们在工作中做一个好建设者,目的在于实现全社会精神文明和科学发展,从而促进中国特色社会主义经济建设又好又快地发展,促进和谐社会的构建。

随着医药科学、药品经济的高速发展及医药体制改革的不断深入,在我国新医改强调"回归公益"的背景下,药品的生产、营销、科研、开发、监管、检验等各领域新情况、新问题不断出现,对药学领域的职业道德和伦理观提出了新的要求。药学各行业也掀起了对职业道德和药学伦理学的学习、研究热潮。

为了满足广大医药人员和医药专业高等教育的需要,培养21世纪的新型实用人才,不断推动药学伦理学和职业道德的进一步深入和发展,适应新时代中国特色社会主义事业建设的新需要,在总结和吸收近年来药学伦理研究成果和教学成果的基础上,结合药学伦理和职业道德的新发展,着重对药学领域给予了充分的关注和探索,在药学伦理学前辈和先行者学术思想的指引下,我们对本书进行了再版修订。

本书由辽宁开放大学王育红、辽宁中医药大学黄金宇、辽宁中医药大学訾慧、黑龙江开放大学李天慧、重庆开放大学雷琪共同编写,具体分工为:王育红负责第一章、第二章、第三章和课后练习题及附录的编写,黄金宇负责第六章、第九章的编写,訾慧负责第四章、第五章、第七章的编写,李天慧和雷琪负责第八章的编写。全书由王育红和黄金宇统稿。

职业道德与药学伦理学(第二版)

本书在编写过程中参考了大量相关文献,在此向其作者们表示衷心的感谢。

由于编者水平有限,书中疏漏之处在所难免,敬请批评指正!

本教材配有教学课件或其他相关教学资源,如有老师需要,可扫描右边的二维码关注北京大学出版社微信公众号"未名创新大学堂"(zyjy-pku)索取,或加入QQ群(279806670)申请获取。

- 课件申请
- 样书申请
- 教学服务
- 编读往来

编　者

2024 年 8 月

目　　录

第1章

绪 论

本章教学目标

☆ 掌握职业道德与药学伦理的含义和基本特征；

☆ 熟悉药学伦理学的研究对象、任务和学习方法；

☆ 熟悉药学伦理学与相关学科的关系；

☆ 了解学习职业道德与药学伦理学的意义。

在我国药学事业快速发展的形势下，加强药学人员以及医药院校学生的职业道德与药学伦理的建设，重视医药行业内的职业道德研究变得越来越重要，也越来越迫切。

党的二十大报告中强调，要广泛践行社会主义核心价值观，弘扬以伟大建党精神为源头的中国共产党人精神谱系，深入开展社会主义核心价值观宣传教育，深化爱国主义、集体主义、社会主义教育，着力培养担当民族复兴大任的时代新人。提高全社会文明程度，实施公民道德建设工程，弘扬中华传统美德，加强家庭家教家风建设，推动明大德、守公德、严私德，提高人民道德水准和文明素养，在全社会弘扬劳动精神、奋斗精神、奉献精神、创造精神、勤俭节约精神。

职业道德与药学伦理学是和药学相伴而生、共同发展的一门学科，两者都是为维护和增进人类健康服务的。学生在学习药学的同时，应重视培养和提高药学伦理道德水平，为将来的职业发展奠定坚实的思想基础。

第一节 职业道德的含义、基本特征及药学伦理学的特点与学科性质

一、职业道德的含义、基本特征及社会作用

（一）职业道德的含义

职业道德是指从业人员在职业活动中应遵循的符合自身职业特点的职业行为规范，是从业人员通过学习与实践养成的优良职业品质，它涉及从业人员与服务对象、从业人员与职业、职业与职业之间的关系。

每个职业的职业道德是根据其各自的特点和职业环境来确定的，职业道德是指导和评价人们职业行为善恶的准则。每一名从业人员既有共同遵守的职业道德基本规范，又有自身所在行业的特征。职业道德品质是从业人员通过知识学习和社会实践，在社会和职业环境的影响下逐渐养成的，它是从业人员向真善美发展的职业道德意识、意志、情感、理想、信念、观念（即精神）和作风固化的结果。这种优良的职业道德品质又通过从业人员的职业活动来评价、指导和影响自身或他人的职业行为，从而协调人与人之间、职业与职业之间的关系，使之和谐健康地发展。

（二）职业道德的基本特征

职业道德主要有以下七个方面的特征：

1. 普遍性

首先，普遍性表现在从事职业的人群众多，范围较广，这就决定了职业道德必然

带有普遍性，即具有从业人员必须共同遵守的基本行为规范。比如，2019 年 10 月，中共中央、国务院印发的《新时代公民道德建设实施纲要》提出：推动践行以爱岗敬业、诚实守信、办事公道、热情服务、奉献社会为主要内容的职业道德，鼓励人们在工作中做一个好建设者。其次，普遍性还表现在每一个职业都明确规定有各自的职业纪律。最后，职业道德的普遍性还表现在所有的从业人员，都有共同遵守的职业道德规范。例如，爱岗敬业、诚实守信、办事公道、热情服务、奉献社会等精神，都具有职业道德特征的普遍性。

2. 职业性

职业道德必须通过从业人员在职业活动中体现出来。除了少数有特殊情况的人之外，绝大多数的人都要从事职业活动。只要有职业活动，就会出现职业道德问题。

3. 鲜明的行业性

职业道德是与社会职业分工相联系的，各行各业都有行业自身的特点。例如，教师是以为人师表、教书育人为其主要行为规范，工人是以注重产品质量为其主要行为规范，服务人员是以热情周到的服务为其主要行为规范。

4. 继承性和相对稳定性

职业道德在反映职业关系时往往离不开社会风俗和民族传统，许多职业道德跨越了时空界限使人类的职业精神文明得到继承，如诚实守信是很久以来各个行业从业人员都要遵守的基本职业道德，体现了职业道德的继承性。从业人员通过学习和修养，一旦形成良好的职业道德品质，这种"品质"就不会轻易改变，它会自觉或不自觉地指导从业人员的职业行为，并影响他人的职业行为，这就是职业道德的相对稳定性。

5. 自律性

自律性是指职业道德具有自我约束、自我控制的特征。从业人员通过对职业道德的学习和实践产生了良好的职业道德，从而形成有利于社会和集体的高度自律性。这种自律性就是通过职业道德意识、觉悟、信念、意志、良心的自我约束和自我控制来实现的。

6. 他律性

他律性是指职业道德具有受社会舆论影响的特征。从业人员在职业生涯中，随时都受到所从事职业领域的职业道德舆论的影响。实践证明，通过职业道德舆论的监督，可以有效地促进从业人员自觉遵守职业道德，并实现互相监督。

7. 实践性

从业人员的职业道德必须通过实践活动，在自己的职业行为中表现出来，并且接受行业和全社会的评价和监督，使职业道德形成一个理论与实践的紧密结合体。因此，我们学习职业道德,是为了更好地践行职业道德。

一般来说,社会主义职业道德有以下四个方面的特征:

(1)社会主义职业道德是一种新型的职业道德,它是作为社会主义道德规范体系的一个组成部分存在和发展的。药学伦理学属于新型职业道德的一种,它从属于社会主义道德规范体系。从哲学的角度来看,药学伦理学与社会主义道德是个性与共性、个别和一般、特殊与普遍的关系。职业道德与药学伦理学是社会主义道德规范体系中调整药品相关领域从业人员行为的重要补充。

(2)社会主义职业道德规范体系的目的是调整从业人员的行为,以实现个人利益、集体利益和整个社会利益的根本一致。药学伦理学在这一点上也是如此,任何利己主义都是与社会主义职业道德不相容的。

(3)社会主义职业道德的重点是解决从业人员对待劳动的态度问题,它要求从业人员热爱本职工作,时刻以主人翁的姿态对待劳动,严格遵守劳动纪律,积极发挥主动性和创造性,自觉为社会公共利益的发展作出贡献。

(4)社会主义职业道德不能靠从业人员自发形成,必须对从业人员加强马克思主义理论思想的指导,强调共产主义理想、信念等道德教育,强调其自我修养和提升等。

(三)职业道德的社会作用

职业道德是道德体系的一个重要组成部分,一方面,它具有社会道德的一般作用;另一方面,它又具有自身的特殊性,具体表现在以下几个方面:

1. 调节从业人员之间以及从业人员与服务对象之间的关系

职业道德的基本职能是调节职能。一方面,职业道德可以调节从业人员内部的关系,即通过职业道德规范和约束从业人员的行为,促进从业人员之间的团结与合作。例如,职业道德规范要求各行各业的从业人员都要团结、互助、爱岗、敬业、齐心协力地为发展本行业、本职业服务。另一方面,职业道德又可以调节从业人员和服务对象之间的关系。例如,教师如何对学生负责、医生如何对患者负责、营销人员如何对顾客负责等。

2. 有助于提升本行业的信誉

一个行业/企业的信誉,是指行业普遍的产品或服务/企业的产品或服务在社会公众中的被信任程度。提高企业的信誉主要靠高质量的产品和服务,而从业人员较高的职业道德水平是产品和服务质量的重要保证。若从业人员的职业道德水平不高,则很难保证产品和服务质量。

3. 有助于促进本行业的发展

从业人员的素质主要包含知识、能力和责任心三个方面,其中,责任心是最重要的。而职业道德水平较高的从业人员的责任心往往是极强的，因此，职业道德有助于促进本行业的发展。

4. 有助于提高全社会的道德水平

职业道德是全社会道德体系的一个主要内容。一方面，职业道德涉及每个从业人员如何对待职业和工作，同时也是一个从业人员价值观的表现，是一个人的道德意识、伦理行为发展的成熟阶段，具有较强的稳定性和连续性。另一方面，职业道德也是一个职业集体，甚至一个行业集体的行为表现，如果每个职业、每个行业的集体都具备优良的道德，那么将有助于提高全社会的道德水平。

在生活中，人们除了在公共社会生活中要遵守社会公德、在家庭生活中要具有家庭美德之外，在职业生活中还要遵守职业道德。职业生活是社会生活不断向前发展的生命线。换句话说，职业道德是一定社会或一定阶级对从事一定职业的人的伦理要求，是社会道德在职业生活中的具体表现。职业道德有其阶级性和社会性，受该时代的经济和政治关系的制约，并由占统治地位的社会道德规定和影响职业道德的性质及发展方向。

二、药学伦理学的特点

伦理学是哲学的分支学科之一，是研究道德现象、揭示道德本质及其发展规律的学科。药学伦理学运用伦理学理论和原则探讨和解决在药学工作中人类行为的是非善恶问题。药学伦理学也从属于一般社会道德，是社会道德在药学工作领域的特殊表现。它同时也是指导药学人员与患者、社会，以及药学人员彼此之间的行为准则和规范。

通过研究药学伦理学的起源和发展规律，以及药学伦理关系中的行为准则和规范，本书概括了药学伦理学的以下四个特点：

（一）具有很强的职业性

药学伦理学是在职业实践中不断形成和发展起来的，因此，它往往表现为药学职业所特有的道德传统和道德习惯，表现为药学人员所特有的道德意识和道德品质，把提高药品质量，保证药品安全、有效，全心全意为人民健康服务作为药学伦理学的基本道德原则，同时注意培养药学人员的严谨、审慎、准确、认真、同情和无欺等良好素质。这些都带有鲜明的职业性，反映了药学职业特殊的伦理要求。

（二）具有普遍的适用性

药学伦理学产生于药学实践，也适用于一切药学实践。药学科学同其他科学一样是没有国界的，也无阶级性，是为全人类健康服务的，为世界上不同肤色、不同种族的人所普遍应用。药学科研成果和应用技术不因阶级而异，人们祛除疾病、保障健康的意愿也不会因时代、民族、阶级、肤色而有所不同。各种致病因素对人体的作用机制以及人体的反应，尽管有个体差别，但不会出现阶级差别。因此，各种药学职业道德的具体要求在实践性极强的药学领域表现出必须按科学办事、按规则办事的职业要求，不可避免地具有相同的、普遍的适用性，如世界卫生组织制定的《生产质量管理规范》（Good Manufacture Practice，GMP）是用来指导食物、药品、医疗产品生产和质量管理的基本准则，具有普遍的适用性。

（三）具有普遍的人道性

从某种意义上来说，药学伦理学是普遍的人道主义的产物。古今中外都要求药学人员在药学实践中对患者要一视同仁，关心患者，尊重患者的人格和权利，维护患者利益，珍视患者的生命。2017 年世界医学会新修订的《日内瓦宣言》是世界各国制定药学道德规范的指导原则。《日内瓦宣言》指出，……我将保持对人类生命的最大尊重；我将不容许年龄、疾病或残疾、信仰、民族、性别、国籍、政治立场、种族、性取向、社会地位或其他任何因素干预我的职责和我的患者……

（四）具有强烈的时代性

药学伦理学在不同的历史时期显示出不同的时代特色。现代中国的药学伦理学不仅继承了优良传统，而且总结和概括了国内药学实践中出现的新问题和新经验，从而表现出了强烈的时代性。特别是在当今的时代，随着科技进步和整个人类文明的发展，药学工作在社会生活中的作用日益重要，已经发展成为一种有重大意义的社会性事业，其社会责任也更加重要了。人们对药品的期望已不仅仅满足于祛除疾病，还希望在智力、体力上能有更理想的发展，以至于希望赋予优生、优育、美容和长寿等诸多功能。这样，药学工作就被赋予了更新的意义，药学伦理学也因此将面临一些新的问题。例如，新药研制过程中的动物实验，以及药品生产研制过程中引起的环境污染问题等。因此，药学伦理学的时代性表现得越来越强烈。

三、药学伦理学的学科性质

药学伦理学属于交叉学科，它既是伦理学的一个分支，也是现代药学不可缺少的一个重要组成部分。

药学伦理学作为一门理论学科、规范学科和实践学科，具有以下三个性质：

1. 哲学性

药学伦理学从哲学的高度，运用分析、综合、归纳和演绎方法，从具体到抽象等多种思维方式对道德进行全面深入的研究。

2. 综合性

药学伦理学与药学和伦理学等诸多学科相互渗透、相互融合，是对相关学科的综合。

3. 实践性

药学伦理学来源于药学实践并服务于药学实践，为药学人员提供现实的行为指导。

第二节　药学伦理学的研究对象、主要任务及学习方法

一、药学伦理学的研究对象

目前，对于药学伦理学的研究对象，研究人员有着多种不同的见解。我们认为，药学伦理学是一门研究职业道德的科学，是以道德现象作为自己的研究对象，是一般社会道德在药学领域中的特殊表现，即药学人员应当遵守的道德准则。因此，药学伦理学是一门关于药学人员职业道德的学科，是调整和维护药学人员与服务对象之间、药学人员与社会之间、药学人员之间关系的行为规范的总和。药学伦理学以一般的道德原则为指导，研究药学这一特殊领域的职业道德产生、形成、发展与变化的规律，进而形成自身的道德原则、道德规范和道德范畴。药学伦理学以药学领域中的道德现象和道德关系作为自己的研究对象。

道德现象包括道德意识现象、道德规范现象和道德活动现象。而道德关系是由经济关系决定的，是派生在药学领域中人与人、人与社会、人与自然之间的关系。道德关系主要包括以下内容：

（1）药学人员与服务对象之间的关系。在药学实践中，药学人员与服务对象之间的关系是最重要的关系。这种关系是否和谐、融洽，药学人员能否做到想服务对象之所想，急服务对象之所急，将直接关系到服务对象的用药安全和生命健康，直接影响药学人员的服务质量。

（2）药学人员与社会之间的关系。药学实践活动总是在一定的社会关系下进行的，必然会与整个社会发生直接或间接的联系。药学人员处理相关问题时必然要考虑服务对象及局部利益，但也要顾及他人及社会的责任。

（3）药学人员之间的关系。药学人员包括科研人员、销售人员、生产人员、医院药剂师、药检人员和行政管理人员等。药学人员之间的关系是指这些人员之间的各种关系。药学人员之间的相互尊重、团结协作对药学科学的发展，以及保证和提高药品

质量具有直接意义。

（4）药学人员与自然之间的关系。在哲学史和科学史上，人与自然的关系很早就引起人们的重视。药学伦理学从人类健康的基本点出发探索人与自然之间的关系，从而确立了人类所必须具有的环境意识和环境道德。尤其是在药学实践中，许多药物的研制、开发和生产均与天然植物、动物、海洋生物以及人类生态环境中的其他部分发生关联，药学人员如何处理好与自然的这种关系，既获得所需又维护生态平衡，将成为药学伦理学不可或缺的研究内容。

二、药学伦理学的主要任务

任何一门学科都有自己特定的宗旨和任务，药学伦理学也不例外。药学伦理学主要包括以下任务：

（一）建构药学伦理学的科学体系

药学伦理学包括药学伦理学意识和药学伦理学行为。

1. 药学伦理学意识

药学伦理学意识是药学伦理学的主观方面，它包括药学伦理学原则、观念、信念、态度、情感、意志、观点和善恶概念等。这些药学伦理学意识以各自特有的方式指导着药学人员的伦理行为。

2. 药学伦理学行为

药学伦理学行为是在药学伦理学意识的支配下进行的，是药学伦理学评价的客观根据。在通常情况下，药学伦理学是药学伦理学意识和药学伦理学行为的统一，是主观和客观的统一。接下来，本书要探讨药学伦理学各个方面和各个层次的辩证关系，以构建药学伦理学的科学体系，丰富和完善马克思主义伦理学关于职业道德的理论和内容，肩负起社会主义精神文明建设的重任。

（二）阐述药学职业道德的起源、市质及其历史发展规律

药学伦理学作为药学职业道德的学说，主要内容就是要从历史和现实的角度，阐明有关药学职业道德的基本理论，从而指导药学人员确立正确的职业态度和道德理想。这既是药学伦理学的主要内容，也是药学伦理学的基本任务。

具体来说，就是要深入了解药学伦理学的起源、历史发展脉络，以及药学伦理学的基本原则、基本规范、基本范畴，从历史的进程中考察药学伦理学的特点，考察在特定职业实践基础上形成的道德传统和道德观念。同时，进一步研究药学伦理学的本

质和社会作用，以及发挥作用的特点、方式；从横向的比较中，探讨药学伦理学与药学专门科学和药事管理法规的具体关系等。

药学伦理学和其他学科一样，有一个历史的发展过程。在人类历史上，随着社会分工的出现，个体意识从群体意识中逐渐分离，导致药学人员之间的利益矛盾日益突出。在奴隶社会，逐渐出现对药学伦理道德的理论见解。这些理论见解开始时是不系统的、零散的，然后逐渐系统化，内容也因社会和药学学科的不断发展而逐渐丰富起来。药学伦理道德理论的目的性也逐渐显现，即围绕药学职业道德关系的某些重要问题，寻求药学伦理道德理论上的正确答案。

在不同的历史时期、不同的文化背景、不同的药学科学发展水平下，对药学职业道德理论探讨的重点内容也各不相同。当今时代，我们要从社会存在决定社会意识这一历史唯物主义基本原理出发，从经济与药学职业道德的辩证关系出发，从各种意识形态相互影响的观点出发来探讨和揭示药学职业道德的起源、本质及其历史发展规律。另外，我们还要把药学职业道德的理想性与现实性有机地结合起来，使药学职业道德的理想真正成为推动药学事业进步的强大动力。

（三）概括药学职业道德的规范体系

药学伦理学是一门理论学科，但它又特别强调规范在药学伦理学中的地位。从一定意义上来说，药学伦理学又是一门规范学科。如果离开对规范体系的论述，也就不可能建立科学的药学伦理学体系。

研究药学伦理学规范，包括药学伦理学基本原则、基本规范、基本范畴，及药学伦理学的基本原则在药学不同领域的具体运用，乃至进一步具体地规范药品的生产、经营和使用，药学科研、医院药剂、药政管理以及中草药采集加工等各类药学活动中的道德现象、伦理要求、道德标准和规范等。

药学伦理学作为一门调整医德关系的特殊规范的学科，若想建立多层次的规范体系，必须依赖于对药学职业道德性质的界定。也就是说，要从药学人员的各种活动中区分出药学职业道德行为。这是因为药学职业道德并没有一个特殊的具有自己外部轮廓的领域，它贯穿于药学人员的各种行为之中，只有明确何为药学职业道德行为，才能在此基础上构建药学职业道德的规范体系。

如果要建立药学伦理学的规范体系，就必须根据辩证唯物主义历史观，从药学人员与患者、药学人员之间、药学人员与社会等方面的辩证关系出发，去确立药学职业道德的基本原则。在药学职业道德规范体系中，药学职业道德规范是多方面、多层次的，但其中有一个是起着主导作用的规范，这个规范就是药学职业道德规范体系中的基本原则。

药学职业道德的基本原则为药学人员处理个人利益与人类健康利益关系问题提供

了明确的指导和规范，在药学职业道德规范体系中处于核心和总纲的地位，它制约着药学职业道德体系中的各种具体行为规范，并贯穿其中。各种具体行为规范在本质上是基本原则的具体体现，如果具体的药学职业道德规范离开基本原则的指导，药学职业道德价值就很难确定。在药学职业道德基本原则的指导下，再概括出具体的药学职业道德规范，从而建构药学职业道德多层次的规范体系，指导药学人员的行为。但是，药学伦理学并不只限于制定和表达这些规范，药学职业道德规范既要约束人们，又要启迪人们，既要惩恶，又要扬善。此外，药学伦理学还必须深入研究药学职业道德的规范体系，弄清药学职业道德规范体系中许多辩证关系和重要的理论问题。这样，才能使药学职业道德的基本原则和基本规范帮助药学人员树立正确的道德意识，形成个人的道德信念和习惯，使药学人员的药学职业道德观实现由"现有"向"应有"过渡。

（四）明确药学职业道德的实践任务

药学职业道德的实践任务主要包括药学职业道德评价、教育和修养。所以，医疗单位应广泛汲取古今中外药学职业道德的有益经验，搜集国内外有关药学职业道德的文献资料和高尚的典范事迹，使药学人员受到启发和熏陶，从而提高药学人员的职业道德素质，纠正药学行业中的不正之风。

（五）适应药学发展要求，解决新难题

药学职业道德作为一种观念形态，必然受社会经济状况和医药科学技术水平的制约。近年来，医学发展的一个重要趋势就是由生物医学模式向生物（心理）社会医学模式转变。新的医学模式对于人类的健康和疾病已不再仅仅从生物学方面来考虑，而是把人看作一个包括自然环境在内的生态系统的组成部分，从生物学、心理学和社会学三个不同层次综合考察人的健康和疾病，从而研究生命延长、优生优育、人口控制和生态环境保护等带来的伦理问题。

医学模式的转变，为药学伦理学提供了现代自然科学的理论基础，成为医治疾病、保障人民健康的必要条件。药学人员必须具备高尚的药学职业道德修养。药学人员的职业道德不仅体现在态度好、语言美、行为美，还体现在对患者的心理服务上。这就使得药学职业道德不仅成为社会伦理的需要，也成为药学技术本身的需要。

这种变化必然让药学职业道德观念发生相应变化，具体表现在药学职业道德的规范、范畴和评价等方面。

（1）药学人员要站在医药事业总体的高度把健康和疾病放在一个更为广阔的背景下考察，认识自己对人类健康幸福所承担的道德责任。药学人员不仅要重视对自己服务的对象——患者承担的道德责任，而且要重视对社会承担的道德责任；既要关注患者的个体要求，又要关注社会的整体利益。

（2）药学人员不但要全心全意为患者治病，而且要千方百计救人；不但要会一般治疗，还应学会心理治疗。新的医学模式要求药学人员关心患者的心理和精神状况，注意考察社会环境和生态环境对患者的身心健康的影响，做患者的思想工作，对患者进行适当的心理治疗。

（3）药学人员要认识到，随着社会经济文化的发展，人们对健康的理解和要求，已经从"没有疾病"发展到包括生活、精神、社会和环境在内的更高级的阶段。世界卫生组织提出，健康不仅是指个体身体没有疾病和症状，而且是指个体在身体、心理和社会适应性上的状态。为了维护人类健康，药学人员不仅要掌握生物医学的各门知识，还要调整原有的知识结构，全面服务患者，努力造福人类。

三、药学伦理学的学习方法

研究药学伦理学不但要科学地规定其研究对象，找到其相应的研究任务，而且必须掌握科学的学习方法。

（一）理论联系实际的方法

理论联系实际不仅是马克思主义哲学的基本原则之一，也是当前药学伦理学研究最基本的原则之一。药学人员要做到理论联系实际，首先要紧紧围绕药学工作的实践活动，用马克思主义立场、观点和方法，研究新形势下出现的纷繁的道德现象，对有利于社会主义现代化建设、有利于生产力提高的道德意识和行为给予充分的肯定，以充实社会主义药学伦理学的内容。同时，药学人员要批判不利于改革与发展的道德意识和行为，提高自身的道德意识水准。只有如此，药学人员才能增强道德判断力和自觉性，才能在实践中发挥药学伦理学的积极作用。

（二）历史与逻辑相统一的方法

药学伦理道德是一定历史条件下的产物，每一种道德观念的产生都是与当时的社会经济条件分不开的。药学伦理道德全部内容均具有其历史必然性并合乎逻辑的发展。历史与逻辑相统一的方法是把道德现象放在一定的历史条件下，特别是放在当时的经济关系、政治制度、文化形态和医学状况中加以考察研究，在此基础上运用归纳、演绎、推理和分析等逻辑思维方式得出正确的药学职业道德知识、观念和理论。只有如此，才能科学地说明药学伦理道德的产生及其发展规律。

（三）价值分析的方法

科学反映事物发展的客观规律，解决"是什么"的问题，属于事实的判断。伦理学针对人际关系，要解决行为"应该不应该"的问题，属于价值的判断。在药学领域，药学人员都将面对这两种判断分析。在药学实践中，药学人员不仅要区分事实与价值，还要区分哪些是有价值的，哪些是无价值的，以及药学行为的科学价值、社会价值，从而提高判断道德行为和道德现象分析的能力。

（四）比较的方法

比较是指通过探求两种或多种事物的相同点和不同点，来发现事物本质的研究和学习方法。药学人员在学习药学伦理学时，通常采用纵比、横比、同比和异比的方法。

第三节　药学伦理学与相关学科的关系

一、药学伦理学与马克思主义伦理学的关系

由前述内容可知，职业道德是在相应的职业环境和职业实践中形成和发展的。在阶级社会中，它始终是从属于一定阶级的，是受一定阶级道德的制约和影响的。

药学伦理学是在马克思主义伦理学原理的基础上产生和发展起来的一门学科，它要接受马克思主义伦理学的制约和影响。

马克思主义伦理学是无产阶级的道德科学，它从无产阶级的利益出发，用马克思主义的基本观点研究道德问题。马克思主义伦理学是马克思主义关于道德的科学理论，它以马克思主义哲学为指导，从社会经济基础出发考察社会道德现象，科学地揭示道德的起源、本质、结构、功能、作用和发展规律，使伦理学成为一门科学。

可以说，马克思主义伦理学是运用马克思主义世界观和方法论，从总体上研究社会道德现象，揭示道德本质和各方面规律的理论学科。

药学伦理学是作为马克思主义伦理学的一个分支学科而存在的，药学职业道德是建立在社会主义公有制基础之上的新型职业道德，是作为社会主义道德规范体系的组成部分而存在和发展的。马克思主义伦理学与药学伦理学是一般与具体、指导与被指导、普遍与特殊、共性与个性的关系。

药学职业道德是一种特殊的职业道德，必须坚持马克思主义伦理学的基本原则。离开马克思主义伦理学的指导，药学伦理学就会失去正确的理论方向。从这个意义来说，药学伦理学是马克思主义伦理学在药学领域的具体化和职业化。

与此同时，深入研究药学领域中的道德现象、伦理关系和具体的道德规范，又将丰富和充实马克思主义伦理学关于职业道德的理论和内容。人们在社会生活里把伦理原则和道德规范运用到药学职业实践中，不断地发展和检验既有的道德伦理，更进一

步掌握道德规律，从而使马克思主义伦理学的规范成为人们心中的一种坚定的信念，并贯彻到药学职业活动中。因此，只有充分发挥药学伦理学的社会功能，才能更加显示马克思主义伦理学的强大生命力。

二、药学伦理学与其他伦理学的关系

药学伦理学是由伦理学与医药学结合而形成的，因此，药学伦理学既离不开一般的伦理学的理论指导，又与医药学紧密结合，是适应 21 世纪人才培养和医药科学发展的一门交叉学科。

（一）药学伦理学与医学伦理学

药学伦理学是研究药学职业道德思想的起源及其发展规律，药学人员在药学实践领域中应坚持的道德原则、道德规范和主要义务的理论体系，它主要以药学实践领域中的道德现象为研究对象。而医学伦理学是一般社会道德在医疗卫生实践中的特殊表现，是以医学和在医疗中与人的生命、健康有关的道德问题为研究对象的学科，它主要以医学实践领域的道德现象作为研究对象。

药学伦理学是运用一般伦理学原则解决医疗卫生实践和医学发展过程中的药学伦理问题和药学伦理现象的学科，它既是医学的一个重要组成部分，又是伦理学的一个分支。医学伦理学运用伦理学的理论和方法研究医学领域中人与人、人与社会、人与自然关系的道德问题。药学伦理学是以药学工作领域的道德现象为主要研究对象，其内容是药学人员在从事药物工作实践中的行为规范的总和。

医疗与药学关系极为密切，都是防治疾病、为人民健康服务的。药品质量高低、效能好坏直接影响着医疗的效果。在我国古代，医药一家，许多医生在药店坐堂行医，大都是医药兼顾。而历代著名药学家也是深研医理，使行医用药密切结合。随着医药事业的逐渐发展与分工的日益精细，医与药逐渐分离，药学已发展成为一门独立的学科。因而，医学道德与药学道德研究的领域和内容既有联系又有区别，各有不同的侧重点，但关系仍然十分密切。

医学伦理学来源于医疗工作中医患关系的特殊性质。患者求医时一般要依赖医务人员的专业知识和技能，并常常不能判断医疗的质量；患者常要把自己的一些隐私告诉医务人员，这意味着患者要信任医务人员。由此就给医务人员带来一种特殊的道德义务，即把患者的利益放在首位，采取相应的行动使自己值得和保持住患者的信任。

药学伦理学是药学人员应遵循的道德规范和应具备的道德品质，药学职业道德主要是药学人员在药品研究、生产、经营、管理、使用等活动中的道德规范和实践中的伦理要求。随着医药事业的迅速发展，药学伦理学的内容愈加广泛。例如，医药工作的动机和效果、目的和手段、药品科研中人体临床试验原则、药品生产与环境保护、药源性疾病的预防等活动中的伦理道德问题，也都成为药学伦理学研究的新内容。

（二）药学伦理学与科技伦理学

科技伦理学是研究科学技术领域中的伦理问题的学科，主要是以科研人员的行为规范为研究对象。作为一种规范和准则，科技伦理学支配、影响和制约着科研人员的言行。科技伦理学主要研究包括科技发展与道德进步的关系，当代新科技革命中提出的如试管婴儿、遗传工程等伦理问题，科技道德的本质、特点和功能，科研人员应当遵循的道德规范和道德品质等。

药学伦理学和科技伦理学的联系也较密切。在药品的开发、科研和生产等方面都存在遵守科技职业道德的问题。例如，药学人员对待医药科学的态度应是勤奋求知、严谨治学；在从事药学基础理论研究和制药技术研究的科研工作中应当勇于探索、开拓创新；在协调药学人员内部关系、提高医药科技水平方面，要做到谦虚谨慎、团结协作，正确处理协作与竞争的关系。

随着科学技术的发展，科技伦理学研究引起越来越多人的关注，一些发达国家甚至出现了科技伦理学热。在美国，"科学技术与人""科学技术与人道"都是十分引人注目的研究课题；在日本，科学技术的飞速发展，使得人们的生活方式在某些方面与东方伦理传统和道德习惯相冲突，引起了道德水平的奇妙变化，从而使科学技术与伦理道德的研究不断加强。

总的来说，科研人员的职业道德规范，如追求和捍卫科学真理的献身精神、为人民造福的无私奉献精神、实事求是的科学精神以及谦虚的态度等，也都是药学科研人员的行为准则。同时，药学科研人员在科研实践中不断涌现出的良好的道德品质上升为规范后，进一步丰富和发展了科技伦理学的内容。

（三）药学伦理学与商业伦理学

商业伦理学也是一种职业伦理学。它研究商业这一特殊领域中的道德原则和道德规范问题，目的是影响在商业中的工作人员和消费者之间、商业各部门之间和各部门内的工作人员之间的伦理关系。它研究的范围包括商业权利与义务，商业活动中的公正、公平、诚实的原则，商品的合理分配，商业广告等方面的道德问题和人们的行为规范。

药学伦理学和商业伦理学联系密切。在药品的购销活动中，药品购销人员除了严格遵守商业道德之外，还要继承"赤诚济世，仁爱救人""不求名利，正直清廉"的传统药学道德，更要抵制行贿、受贿、推销伪劣药品，以及用药送人情、拉关系的不正之风。药品购销活动中形成的各种好风气、好作风，为商业道德规范的补充和发展提供了丰富的素材。

此外，药学伦理学与药事法学、药事管理学都具有广泛的联系，也存在差别。药学伦理学与药事管理法规都是调解药学实践中各种道德关系的手段，都是医药实践领域中人们的行为规范，目的在于保证药品质量，保证人们的用药安全，使医药事业更好地为维护人类的健康服务。在内容上，它们相互包含、相互补充、相互交叉、相互促进。例如，制造销售假药、劣药行为，既违背了药学职业道德的要求，又违反了药事管理法规，造成严重后果的会构成犯罪。但两者在相互联系的基础上还存在着调解范围、调解方式等方面的区别。因此，两者既有紧密联系又明显区别。

药学伦理学作为一门独立的新学科，无论从理论上还是从内容上都有一个日益完善的过程，随着人类对真善美永无止境的追求，药学伦理学将以深邃的思想，与现实紧密结合的内容，更加缜密的科学体系，规范广大药学人员在自己神圣的药学职业岗位上尽职尽责，努力工作。

第四节　学习职业道德与药学伦理学的意义

就一般意义而言，学习伦理学有两大作用：一是增强人们分析和评价行为的能力；二是培养人们的社会主义道德品质。药学伦理学是伦理学的一个分支，它除了具有伦理学的一般社会作用之外，还有自身的特殊作用，它对于建设优质高效的医疗卫生服务体系、提高药学服务质量和药学管理水平，以及发挥药学作用，都具有重要意义。具体来说有以下四个方面：

一、学习药学伦理学有利于建设社会主义精神文明

建设社会主义精神文明，是党和人民的重要事业。社会主义精神文明是社会主义社会的重要特征，是社会主义现代化建设的重要目标和重要保证。

药学职业道德水平的高低是衡量医药卫生部门精神文明的重要标志。加强药学职业道德教育，可以使药学人员进一步提高为人民服务的自觉性，牢固地树立文明服务、认真负责的药学职业道德作风，努力提高业务技术水平，为人民群众提供优质服务。

医药卫生部门的工作有着广泛的社会性，它直接关系着千家万户的幸福及生命健康。药学人员在工作中表现出来的良好的职业道德，不但可以使患者和顾客，以及患者家属在精神上得到慰藉，而且还会使他们受到社会主义精神文明的熏陶，从而产生良好的社会效果。

学习药学伦理学，可以使药学人员提高全心全意为人民服务的自觉性，从而使人

们深切地感受到社会主义医药科学的进步与发展和社会主义制度的优越性，进而推动社会主义精神文明建设。

二、学习药学伦理学有利于提高药学服务质量和药学管理水平

一般来说，药学服务质量取决于药学技术条件和药学人员的服务态度。前者固然对药学服务质量有十分重要的作用，但药学人员的服务态度也直接影响了药学服务质量。然而，如何运用药学技术并尽职尽责地做好药学相关工作，取决于药学人员的药学职业道德水平。因此，深入开展药学职业道德教育对于提高药学人员素质，提高业务服务质量，提高行业不正之风均有积极意义。

现代医学心理学和行为科学的研究表明，如果药学人员缺乏药学职业道德修养，则他们的不正确言行会破坏患者的心理状态，加重患者的紧张、恐惧和焦虑情绪，引起患者的一系列不良心理反应，影响治疗效果，甚至导致医源性疾病。药学人员良好的药学职业道德可以对患者产生良好的心理影响，增强患者对药学人员的信赖感和战胜疾病的信心，有利于调动机体的抗病能力，促进患者康复，提高医疗质量。药学职业道德和药学管理也是密切相关的。药学管理离不开药学人员对工作的高度责任感和事业心，离不开药学人员对药学领域各项规章制度的自觉执行；同时，良好的药学职业道德必然表现为优质的药学服务和整个药学领域有条不紊且高效的工作秩序。因此，药学职业道德是药学管理的基础。做好药学职业道德教育，可以推动药学管理各个方面的工作，提高药学领域管理水平和医药卫生事业的社会效益。

三、学习药学伦理学有利于培养新型的药学人才

我国药学类高等教育的目的是培养和造就社会主义新型药学人才。所谓"新型药学人才"，就是既有现代药学知识和药学技术，又有高尚的药学职业道德修养的药学人员。药学人员学习药学伦理学及加强药学职业道德教育，是实现上述目标的重要环节。

对药学专业的大学生来说，今天所学习的专业，同明天所从事的职业是直接联系的。凡事预则立，药学与我们的健康和生死攸关，非仁爱之士不可托，非廉洁淳良之士不可信。因此，药学专业的大学生在大学阶段学习药学伦理学，懂得有关的药学职业道德规范，从思想上重视药学职业道德修养，对以后走上工作岗位，更好地胜任本职工作，是一种必要的准备。虽然药学技术是药学职业道德的内在要求，但是药学技术并不等于药学职业道德。如果药学专业的大学生注重专业知识和技术而不注重药学职业道德，那么再高超的药学技术也会失去它的价值。所以，药学专业的大学生应努力做到药学技术和药学职业道德的统一。药学专业的大学生及药学实践领域的从业人

员学习药学伦理学，有利于个体将职业道德与药学技术有机统一，将思想道德修养和业务能力培养结合起来，成为新一代德才兼备的药学人才。

四、学习药学伦理学有利于推动药学科学的发展

药学伦理观念与药学科学的发展，历来是相互影响的。药学伦理学发展的好坏，直接受到药学科学发展水平的制约；同时，药学科学的发展，往往也会受到旧的药学伦理观念的束缚。例如，中世纪的欧洲禁止解剖尸体，阻碍了临床医学的发展。进步的药学伦理观念的提出和建立，必然对药学科学的发展有促进作用。况且，在药学科学研究中，也需要药学科学家具有高尚的药学职业道德品质和为药学科学献身的忘我境界及责任感。我国现存最早的中医医药典籍《神农本草经》记载了"神农尝百草，一日而遇七十毒"的传说；医圣张仲景在其著作《伤寒杂病论》中批评因循守旧、不思进取的不良作风；药王孙思邈在《备急千金要方》中对医德和医术提出了严格的要求，成为后代医生修养的准绳。

当今，药学科学的飞速发展，影响和改变着人们的药学伦理道德观念，提出了很多药学伦理学的新课题，如药物实验方案设计风险与收益的比例、精准医学时代药物人体试验的权益保护与风险控制、组学深度数据分析与生物样本库建设所面临的保密性和所有权等伦理问题。对这些药学伦理学的新课题的研究，进一步推动了药学科学的发展。

药学专业的大学生学习药学伦理学可以培养崇高的道德境界，并激发自己的才智和潜能，推动药学科学事业的发展。

练 习 题

一、名词解释

职业道德_____

药学伦理_____

药学伦理学_____

二、单项选择题

1. 指导和评价人们职业行为善恶的准则是（　　）。

    A. 道德   B. 规章制度

C. 法律法规　　　　　　　　　D. 职业道德

2. 关于职业道德的社会作用，下列哪项不妥？（　　　）

A. 调节从业人员之间以及从业人员与服务对象间的关系

B. 有助于促进本行业的发展

C. 有助于提高经济效益

D. 有助于提高全社会的道德水平

3. 从贩卖过期药品实例来联系自我药学职业道德约束行为，属于哪一种学习方法（　　　）。

A. 比较法　　　　　　　　　　B. 逻辑法

C. 理论联系实际的方法　　　　D. 归纳演绎法

4. 在药学职业道德关系中，哪一项是首要的关系？（　　　）

A. 药学人员之间的关系　　　　B. 医患关系

C. 人与自然关系　　　　　　　D. 药学人员与社会关系

5. 药学伦理学与很多学科关系密切，不包括下面哪一项？（　　　）

A. 科技伦理学　　　　　　　　B. 医学伦理学

C. 药学　　　　　　　　　　　D. 经济学

6. 学习药学伦理学的最有效的方法是（　　　）。

A. 理论学习　　　　　　　　　B. 在实践中学习

C. 理论和实际的统一　　　　　D. 传统教育的学习

7. "职业道德必须通过从业人员在职业活动中体现出来。除了少数有特殊情况的人之外，绝大多数的人都要从事职业活动。有职业活动，就会有职业道德问题。"以上描述的是职业道德的（　　　）。

A. 自律性　　　B. 实践性　　　C. 职业性　　　D. 他律性

8. 药学伦理学作为一门理论学科、规范学科和实践学科，它的特点不包括（　　　）。

A. 实用性　　　B. 实践性　　　C. 综合性　　　D. 哲学性

三、多项选择题

1. 药学伦理学的特点包括（　　　）。

A. 具有很强的职业性

B. 具有普遍的适用性

C. 具有普遍的人道性

D. 具有强烈的时代性

E. 具有很强的经济性

2. 职业道德的基本特征具有（　　　）。

A. 普遍性　　　　　　　　B. 职业性

C. 相对稳定性　　　　　　D. 自律性

E. 实践性

3. 下列关于职业道德社会作用的叙述哪些是正确的？（　　）

A. 调节从业人员之间以及从业人员与服务对象之间的关系

B. 有助于提升本行业的信誉

C. 有助于促进本行业的发展

D. 有助于提高全社会的道德水平

E. 有助于促进社会主义精神文明建设

4. 关于药学伦理学与其他伦理学的关系，下面哪些选项不妥？（　　）

A. 药学伦理学是由伦理学与医药学结合而形成的，其内容和本质与一般伦理学完全不同

B. 药学伦理学是医学伦理学的一个重要分支

C. 药学伦理学和科技伦理学的联系比较密切，而且药学伦理学进一步丰富和发展了科技伦理学的内容

D. 药学伦理学与商业伦理学无多大关联

E. 药学伦理学与药事法学、药事管理学都具有广泛的联系，也存在差别

5. 学习药学伦理学具有的意义包括（　　）。

A. 有利于建设社会主义精神文明

B. 有利于提高行业服务质量，纠正行业不正之风

C. 有利于培养新型的药学人才

D. 有利于推动药学科学的发展

E. 有利于提高药学领域的管理水平和医药卫生事业的社会效益

四、简答题

1. 职业道德的主要内容是什么？

2. 职业道德的基本特征是什么？

3. 职业道德的社会作用具体表现在哪些方面？

4. 社会主义职业道德有哪些特征？

5. 药学伦理学的主要任务是什么？

6. 学习职业道德与药学伦理的意义是什么？

第**2**章

药学伦理思想的基本概念与发展历程

本章教学目标

☆ 掌握道德、职业道德、药学职业道德的基本概念和特征；

☆ 掌握伦理学、药学伦理学的定义，掌握社会主义药学伦理思想的理论体系；

☆ 熟悉药学伦理的发展历程和主要内容，熟悉社会主义药学伦理思想的形成和
发展；

☆ 了解伦理学的发展历程及其分类，了解国外药学伦理思想。

药学伦理思想产生于人类医药活动的具体实践，并随着人类医药活动实践的发展而日渐成熟与完善。研究和探讨药学伦理思想的基本概念，以及中外药学伦理的发展历程及其特点，对于进一步弘扬中国传统药学伦理的优秀思想，形成中国特色社会主义药学伦理学，以及促进药学事业发展和社会主义精神文明的建设，具有重要意义。

第一节　道德、职业道德与药学职业道德

一、道德的含义与本质

（一）道德的含义

"道德"一词，在中国古籍中最早可追溯到先秦思想家老子所著的《道德经》。但起初道德两字是分开使用的，并且具有不同的含义。"道"原指道路，后引申为事物的发展规律；"德"原指有所得，这在《管子》中有所体现："故德者，得也。"（古代的"德"与"得"意义相近）。"道德"二字连用，形成一个词语，具有特定的含义，最早可见于春秋末期《荀子》《庄子》《管子》等典籍中。《荀子·劝学篇》中提到："故学至乎礼而止矣，夫是之谓道德之极。"荀子所说的"礼"是指人们在生活以及社会交往活动中行为举止的规范。这就是说，如果一个人的所有行为都能按照当时社会要求的行为规范去做，就可以达到道德的最高境界。今天，"道德"一词的含义正是在此基础上演变而来的。

道德的含义可以概括为，以善恶评价的方式来调节人的行为的规范手段和实现人类自我完善的一种社会意识形态。道德包括客观和主观两方面。客观方面是指一定的社会对社会成员的要求，表现为道德关系、道德体系、道德标准、道德规范和社会道德理想等；主观方面是指人们的道德实践，包括道德意识、道德信念、道德判断、道德行为和道德品质等。道德具有历史性，其内容和形式受一定的社会物质生活条件制约，形成不同的道德历史类型。

道德与利益密切相关，总是反映和维护一定的利益，既受经济基础制约，又具有相对独立性和能动的反作用，即依靠社会舆论、传统习俗和人们内心信念的力量，以"应当"如何的方式调节人的行为，具有强烈的实践性，以指导行为为目的。在阶级社会中，道德具有阶级性。由于人类在生存和发展中面临着诸多共同的行为调节问题，在不同的道德体系之间，具有某些共通或相一致的方面，这就是道德的全人类性。我们可以从以下几个方面把握道德的含义：

1. 道德是由一定社会的经济关系所决定的一种特殊的社会意识形态

马克思曾经说过：物质生活的生产方式制约着整个社会生活、政治生活和精神生

活的过程。不是人们的意识决定人们的存在，相反，是人们的社会存在决定人们的意识。因此，道德是社会经济关系的反映，它深深地植根于社会经济关系的土壤之中，为一定社会的经济基础所决定，并为该社会的上层建筑服务。简言之，有什么样的社会经济关系，就必然会有什么样的道德。如果社会经济关系改变了，那么道德的内容早晚也会发生改变。一切以往的道德论归根到底都是当时的社会经济状况的产物。在阶级社会中，由于社会经济关系主要表现为阶级关系，因此，在人类历史上，道德总是打上阶级的烙印，不同阶级有着不同的观念，即有着不同的道德。

2. 道德是依靠社会舆论、传统习俗和人们的内心信念进行评价和维持的

社会舆论、传统习俗和人们的内心信念是道德评价的三种主要形式：

（1）社会舆论是指大多数社会成员对某些人或事的集中议论和公众评价。它往往是根据一定的价值标准特别是道德规范做出的，与法律和道德观念等紧密结合在一起。社会舆论是蕴藏在人们思想深处的共同心理倾向，无形无体，但却是一种巨大的精神力量，对人们的行为有支持、约束等作用。

（2）传统习俗是一定民族或社会在共同生活中所形成的稳定的、习以为常的行为规范，主要表现为民风民俗。但不管是社会舆论还是传统习俗，都是评价人的行为的外部因素，它们想发挥道德评价的作用，最终还要通过人们的内心信念来实现。

（3）人们的内心信念是人们对社会行为进行善恶评价的精神力量，通过日常所说的"良心"发挥作用。所谓"良心"，是指人们对自己行为的是非、善恶和应负的道德责任的自觉意识。它是个人行为的内在"道德法庭"，对社会舆论和传统习俗的评价起着正确选择的作用。

3. 道德是以"善恶"为评价标准的

"善"与"恶"是对人们的行为进行肯定性或否定性价值评价的最一般范畴。一个人有利于他人或社会利益的行为，称为善，即道德行为；损害他人或社会利益的行为，称为恶，即不道德行为。但是在具体的社会生活中，善恶的标准具有明显的时代性和民族性。善恶的界限不是永恒不变的，而是随着历史的发展而不断发展和变化的。一般来说，人们现在评判善恶的客观标准是，一切有利于国家、社会的进步和发展，有利于广大人民群众利益的提高和获得的，就是善；反之，就是恶。

4. 道德起着调整人与人、人与自然、人与社会之间利益关系和提高人的精神境界、促进人的全面发展的作用

道德既是社会关系的调整方式，也是人们满足自我需要的一种特殊表现形式。道德的功能集中体现在，它是处理人与人、人与自然、人与社会之间利益关系的行为规范，以及实现自我完善的重要精神动力。道德一方面借助于道德观念和道德理想等形式，帮助人们正确认识社会道德生活的原则，认识人生的价值和意义，认识自己对他

人和社会的义务和责任，从而使自己实践道德行为，积极地完善自我；另一方面通过道德评价等方式，调节人们的行为和实践活动，使人与人、人与自然、人与社会之间的利益关系日趋和谐与完善。

（二）道德的本质

本质是指事物本身所固有的、决定事物性质的根本属性。道德的本质是指道德本身固有的、区别于其他事物的基本特质。由于受历史条件的限制，人们对道德本质的认识经历了一个曲折的过程。在马克思主义诞生之前，人们对道德本质的认识有以下三种：一是把道德看作有意志的天或上帝赋予人类的启示，把道德看作某种先于人类存在的客观精神，如天理、天道等；二是认为人类和动物一样，道德是生物体的本能反应；三是认为道德是人性、人心或人的理性中固有的东西，是人的本性。由于缺乏科学理论的指导，人们最终难以剥开现象，进而对道德的本质做出科学的解释和规定。马克思主义唯物史观的创立，为人们科学认识道德的本质提供了重要的理论依据。马克思主义通过扬弃旧伦理学的本质说，根据唯物史观第一次科学地揭示了道德的本质。

马克思主义认为，道德不是人的自然本质固有的"善良意志"，而是建立在一定社会经济基础上的思想关系，是一种特殊的社会意识形态。

1. 道德是社会经济基础的反映

道德作为一种社会意识形态，是人们在社会生活中形成的行为准则和规范。就道德的一般本质而言，它是由社会物质条件特别是经济基础所决定并为其服务的。

首先，社会经济关系的性质决定各种道德体系的性质。例如，迄今为止人类社会先后出现五种社会经济形态，即原始社会、奴隶社会、封建社会、资本主义社会、社会主义社会；随着经济形态的演变，也先后出现五种道德形态，即原始社会的道德、奴隶社会的道德、封建社会的道德、资本主义社会的道德和社会主义社会的道德。

其次，社会经济关系所表现出来的利益直接决定各种道德体系的基本原则和主要规范。例如，奴隶社会的生产资料主要归奴隶主所有，这种经济关系决定了当时的社会道德的基本原则和主要规范是约束奴隶、维护奴隶主的利益。

最后，社会经济关系的变化必然引起道德的变化。例如，当今社会主义社会经济关系下的道德与曾经的封建社会经济关系下的道德相比，无论从表现形式还是内容上，都已发生了质的变化：有对传统道德观念的挑战和更新，有对新的道德观念的接纳和推广，以及对社会主义道德体系的深化和完善。

2. 道德作为一种特殊的社会意识形态，又具有区别于其他社会意识形态的特殊本质

道德的特殊本质在于，道德是一种特殊的规范调节体系。它凭借善与恶、正义与非正义、公正与偏私、诚实与虚伪等道德概念来评价人们的各种行为和调整人们之间

的社会关系。

3. 道德的深层本质是一种社会实践精神

道德作为实践精神，以其理想性、目的性指引人们的行为，将理想转化为现实。道德不同于科学、艺术和宗教等社会意识形态，它是通过人们的社会实践体现出来的精神。也就是说，不仅道德的内容（如道德原则、道德规范和道德信念等）产生于人们的社会实践，并通过人们的社会实践表现为道德品质和道德境界。简言之，评价一个人道德品质的高低，不仅要看他的道德观念、道德情感、道德意识和道德信念等内容，而且要看他在社会实践中表现出的道德行为。只有通过人们的社会实践，道德才能真正作为一种人格品质或精神境界体现出来。离开了人们的社会实践，就无道德可言。

二、道德的基本特征

道德作为由一定社会经济关系决定的特殊的社会意识形态，具有以下几个方面的特征：

（一）阶级性

在阶级社会中，社会经济关系主要表现为阶级关系，因此道德也必然带有阶级属性。具体而言，道德的阶级性是指在阶级社会中，不同的阶级利益要求产生不同的道德体系并为之服务。恩格斯说过："而社会直到现在还是在阶级对立中运动的，所以道德始终是阶级的道德；它或者为统治阶级的统治和利益辩护，或者当被压迫阶级变得足够强大时，代表被压迫者对这个统治的反抗和他们的未来利益。"[①] 在阶级社会中，由于人们所处的阶级地位不同，物质利益和生活方式不同，决定了人们对待善与恶、正义与非正义、公正与偏私、诚实与虚伪等的评价标准必定会有所差异，即信奉的道德原则会有所不同。

（二）时代性

道德是社会经济关系的反映，因此道德的性质和内容必然随着社会经济的发展而不断改变，表现为道德与人类社会发展的大体同步性，这就使得道德带有明显的时代特征。例如，在改革开放初期，加强社会主义道德建设的主要内容依然是加强集体主义、爱国主义和社会主义教育；而现阶段，加强社会主义道德建设的主要内容是，如

---

① 中共中央马克思恩格斯列宁斯大林著作编译局. 马克思恩格斯选集：第三卷 [M]. 2版. 北京：人民出版社，1995：435.

何建立与社会主义市场经济相适应、与中华民族传统美德相承接的习近平新时代中国特色社会主义思想道德体系。因此，道德具有很强的时代性。

（三）历史继承性

不管哪个时代、哪个阶级的道德，都是在前人提供的道德规范基础上，结合本时代和本阶级的具体实际，对过去的道德规范和原则进行扬弃，保留符合时代特征和阶级利益的内容，而摒弃陈腐的内容。同时，根据时代和阶级利益的需要，补充这一时代的新内容，进而形成新的道德体系。道德具有历史继承性。任何新道德的形成首先都是一个继承的过程，而后才是创新。例如，诚信和孝敬父母等产生于封建社会的道德，今天依然在发扬。

（四）自律性

马克思说过：道德的基础是人类精神的自律。与政治和法律等意识形态不同，道德不能通过一系列的组织和机构来强制实现，而只能通过社会舆论、传统习俗和人们的内心信念来维系。同时，道德也只能通过内心信念的转变来实现，它是一种内化的规范。外在的社会舆论和传统习俗的影响，只有被自我的内心所接受并转变为内心的信念，道德才能够成为影响和调节人们日常生活行为的原则和规范。而这一过程，正是自律的现实体现。可以说，没有自律，就没有内心信念的转变，就无所谓道德的存在和实现。

（五）相对独立性

从道德的本质和整体的发展规律来看，道德是一定社会经济关系的反映，由社会经济关系决定。但是道德作为一种特殊的社会意识形态，并不是和社会经济的发展保持完全的同步。道德的发展有时会滞后于社会经济的发展，有时又会有所超前。这正是道德相对独立性的体现。例如，道德作为一种社会传统习俗是世代相承的，具有很强的惯性，在一定时期它会滞后于社会物质文明的发展；而道德又作为一种社会意识形态，在一定时期，它的理想成分会超越现实的社会关系而走在时代的前列。

（六）调节社会关系的广泛性

在现实生活中，道德的影响和作用覆盖着社会生活的一切领域，并维系着社会生活的日常秩序。尤其是那些反映社会公共生活需要的行为规范，更是广泛地调节着人与人、人与社会之间的关系。

三、职业道德的定义与理解

(一)职业道德的定义

简单而言,职业就是人们所从事的工作。在人类社会生活中,社会分工的出现造成了职业的划分。职业也因此具有了特定的业务技术要求和职责规定,并在实践中逐步形成了适合本职业的独特的职业道德规范。职业道德是指和人们的职业活动紧密联系、体现一定职业特征的道德准则与行为规范的总和。它既是对本职人员在职业活动中行为的要求,也是职业对社会所负的道德责任与义务。

具体而言,职业道德就是整个社会对从业人员的职业观念、职业态度、职业技能、职业纪律和职业作风等方面的行为规范和基本要求,是一定社会时期占主导地位的道德在职业活动中的具体体现。职业道德是一个宽泛的概念,职业道德源于具体的职业活动实践,它既是社会道德的有机组成部分,又是社会道德的特殊表现。在具体的社会实践中,职业道德可以划分为普遍的职业道德和具体的职业道德。

普遍的职业道德是相对于所有行业而言的,如现今提倡的习近平新时代中国特色社会主义职业道德规范的主要内容是:爱岗敬业、诚实守信、办事公道、热情服务和奉献社会,即从普遍的职业道德角度而言。具体的职业道德是指每个行业的具体规范,如教师有教师行业的职业道德规范,公务员有公务员行业的职业道德规范。普遍的职业道德和具体的职业道德是一般与特殊的关系,或普遍与具体的关系。

(二)职业道德的理解

一般情况下,我们所说的职业道德是指具体职业的道德。对职业道德的理解可以从以下几个方面入手:

1. 职业道德的内容反映了鲜明的职业要求

职业道德和职业生活密切相连,它是人们在其职业活动过程中形成的特殊道德关系的表现。它不是一般地反映社会道德和阶级道德的要求,而是具体地反映职业或行业特殊利益的要求。任何一个职业都有与其他职业不同的性质和任务,有着各自的服务对象和服务内容。

职业道德总是要鲜明地表达职业义务和职业责任,以及职业行为上的道德准则和行为规范。因而,不同职业都有自己独特的职业规范,甚至同一职业不同岗位的职业规范都不一样,表现出很强的专业性。正如恩格斯所说:实际上,每一个阶级,甚至每一个行业,都各有各的道德。各行业以其特殊道德规范、活动内容和活动方式构成了职业道德最显著的特点。例如,政府公务员不可受贿行贿;商业人员应该遵守诚信原则，童叟无欺；公司员工应该保守本公司的商业秘密；教师应该遵守教书育人、为人师表的职业道德；医生应该遵守救死扶伤的职业道德等。这些职业道德都是对本行业特殊利益的反映，既表现出职业道德的历史继承性，也表现出明显的范围有限性。职业道德的适用范围不是普遍的，而是特殊的、有针对性的。其约束的对象是从事一定职业活动的人群，超出这个范围，就不具备道德的调节作用。这是由于职业道德是在特定的职业实践的基础上形成的，所以它往往表现为某一职业特有的传统习惯和行为规范，表现为从事这一职业的人们所特有的道德心理和道德品质。

2. 职业道德的表现形式灵活、多样化

职业道德是为了适应职业活动内容和交往形式的要求而形成的，所以它总是从本职业的交流活动的实际出发，尽可能采用灵活、实用和简洁的方式，以便于从业人员接受和实践。

同时，不同的职业具有不同的道德要求，这就决定了职业道德必然表现出多样化。随着社会生产的不断发展，社会分工越来越细，新兴行业不断涌现，不断产生与之相适应的职业道德。可以说，有多少种社会分工，必然有多少种职业道德，并且随着时代的发展而不断变化。例如，进入 21 世纪信息化时代，教育新理念、新技术的不断应用，诸如创新精神、以人为本等思想丰富了教师的职业道德内涵。

此外，在职业道德多样化的同时，职业道德的表现形式也日趋多样化。在具体实践中，职业道德多采用规章制度、守则、公约、承诺、誓言、条例，以及标语口号之类的表现形式。这些表现形式简洁明快，易于从业人员践行并形成习惯。

3. 职业道德既能调节从业人员职业活动中的行为，又能调节本行业同社会之间的关系

第一，职业道德从两个层面调节从业人员在职业活动中的行为，即一方面要调整从业人员的内部关系，以加强内部人员的凝聚力；另一方面调节从业人员与其服务对象之间的关系，以塑造本行业从业人员的形象。

第二，职业道德从规范每一个从业人员的职业行为入手，进而形成一个行业的道德风貌，以此来调整这一职业或行业同社会之间的关系。

四、药学职业道德的含义与特点

（一）药学职业道德的含义

药学职业道德是指药学人员在药学职业活动中所应该遵循的与药学行业的职业特点相适应的道德标准和行为规范。药学职业道德主要调节药学人员与患者、药学人员与社会及药学人员之间的关系。药学职业道德是职业道德的一种，是职业道德在药学职业实践活动中的特殊表现。药学职业道德与职业道德是个别与一般的关系。

1. 药学职业道德是一种特殊的职业道德，是职业道德在药学职业活动中的特殊表现

从职业道德的层面来说，药学职业道德就是整个社会对药学人员的职业观念、职业态度、职业技能、职业纪律和职业作风等方面的行为规范和基本要求。但是，药学职业道德与其他职业道德，如商业职业道德、教师职业道德等相比较，更具有特殊性，主要体现在药学职业道德更加具体、更加严格。因为药学职业道德高尚与否直接关系到人的健康，甚至是生命的安危。药学职业道德高尚，如同良药；药学职业道德败坏带来的危害甚于疾病本身。

2. 药学职业道德主要调节药学人员与患者、药学人员与社会及药学人员之间的关系

(1) 药学人员与患者之间的关系是药学职业道德首要调节的对象，因为患者是药学人员最主要的工作交往对象。

(2) 药学职业道德还要通过调节药学人员与社会之间的关系。作为社会一般道德在药学行业的具体体现，药学职业道德不能违背社会的一般道德。随着医药科技的不断发展，药学职业实践和社会道德的关系更加紧密。

(3) 药学职业道德还要通过调节药学人员之间的关系，形成良好的行业传统和日常规范。

(二) 药学职业道德的特点

药学职业道德作为一种特殊的职业道德，除了具有一般社会道德和职业道德的特点之外，还具有自身的基本特征。

1. 较强的专属性

药品是关系人们身体健康和生命安全的特殊商品，药学服务也具有特殊性，药学人员的主要服务对象是患有某些疾病的人，其工作内容是在患者用药的全过程中为其提供耐心和周到的药学专业服务。因此，药学职业道德的规范具有很强的专属性。

首先，它要求药学人员必须具备扎实的药学知识与技能。

其次，它要求药学人员在工作中必须仔细、谨慎、认真，不能有半点马虎。一旦药学人员出现差错，轻则增加患者痛苦，重则危及患者生命。

最后，它要求药学人员应当具备良好的心态和献身精神，每时每刻坚持做到语言亲切、态度和蔼、关心患者、热忱服务、一视同仁、平等对待、尊重人格和保护隐私等职业要求。

2. 阶级性和广泛适用性的统一性

职业道德具有阶级性，药学职业道德作为职业道德的一种，在阶级社会中也必然

会打上阶级的烙印。但药学职业道德是一种特殊的职业道德，它是为全人类服务的，具体表现为：药学方面的科学研究成果和应用技术不会因阶级而异；人们希望合理用药、安全用药、根除病痛和保障自我身心健康的意愿也不会因民族、阶级、性别和年龄而有所不同；各种致病因素对人体的作用机理以及人体的反应，尽管有个体差别，但不会因阶级而出现某些差别。药学职业道德的这种特殊性，使得药学职业道德的具体内容不可避免地具有跨地域的某些相同性及全人类的广泛适用性。

3. 鲜明的时代性

药学职业道德发展的主要动力来源于，随着社会发展而出现的人们权利意识的提升。药学职业服务的对象是人类，并且是文化素质和文明程度不断提升的人类。随着社会的发展，人们对自我权利的主张也日益明显。因此，在药学职业实践活动过程中，特别是药学技术发展过程中，人们对道德问题日益关注。例如，人们今天对药物人体试验中药物的使用、基因工程中药物的研究等新技术的道德拷问，必将推动药学职业道德的进一步发展。因此，药学职业道德的发展和时代的进步紧密相连，具有鲜明的时代性。

第二节　药学、伦理学与药学伦理学

一、药学

（一）药学的定义

药学是研究药物的发现、开发、制备及其合理使用的学科，同时也是研究药物作用于人体或各种病原体的机制与规律的学科。当药学的研究局限于药物本身时，如研究药物炮制、药物分析和药物制剂等，它的自然科学属性就比较明显。当药学的研究变为探讨药物与人的相互作用，即药物的应用机制时，其研究对象就涉及社会（如医院药学、社会药学、药品经济学和药事管理学等），药学就有较强的社会科学的属性。

（二）药学的形成与发展

药学是一门古老的学科，很长时间内都包含在医学之中。随着医药分业、药学自身的发展，药学逐渐发展成一门独立的学科。如今，药学已是含有多个分支学科的现代药学科学体系。可以说，药学的形成和发展与其他学科或职业一样，经历了一个漫长的历史过程。这一过程大体可以分为以下四个时期：

1. 原始社会的医药时期

在原始社会，人类一方面崇拜大自然，一方面为了生存也竭力与大自然、疾病和死亡抗争。他们在原始的生活实践中，为了减轻身体疾病而进行了诸多的原始实践，逐渐总结和积累出一些医治疾病和伤痛的知识。

2. 古代社会的医药时期

到了奴隶社会和封建社会，由于语言和文字的发展，人们有意识地把生活实践中的医药知识，包括来源于植物、动物和矿物的医药知识，用文字整理和记载下来，并逐渐形成了书籍，如《五十二病方》《黄帝内经》《神农本草经》《伤寒杂病论》等。同时，医药开始形成一个行业并世代相传，促进了医药事业的发展。

3. 药学的独立时期

随着资本主义的兴起，医药事业快速发展。为了更好地规范医药行为，保障人民群众的生命安全和身体健康，卫生法规应运而生。卫生法规的制定促进了药学职业实践和药事法规的建立，并由此发端，出现了正规的独立药房，学校药科教育也逐渐形成。社会的发展和医药行业的实践促使药学从医学中分离出来，形成了独立的药学学科。在中国，医药分家相对较晚，直至 1906 年，清朝政府才在陆军医学堂设立药科专业，中国近代药学教育自此开始。

4. 现代药学的形成和发展

药学与化学、生物学和医学等学科关系密切。正是随着化学、生物学和医学等基础科学的发展，药学的科学体系及其分支学科才逐渐形成。20 世纪 40 年代，药学研究方面的重大发现，如青霉素的研制和使用等，推动了现代药学的迅速发展。第二次世界大战之后，科学技术的突飞猛进，特别是计算机技术的应用，使药物的研制、生产和管理等方面有了长足的发展。近年来，以电子信息、生物工程、新材料和先进制造技术为代表的高新技术群的发展，为药学现代化提供了崭新的手段。

（三）药学的主要任务

1. 研制新药和新型制剂

药学最主要的社会功能就是为治疗疾病、保障人们的身体健康提供各种药品。因此，药学研究最主要的任务是研制新药，即针对困扰人们的各种疾病，不断研发疗效显著、毒副作用小的新型药物；同时，根据临床给药需要以及患者的不同类型等因素，将药物制成一定的制剂，如片剂、注射剂、胶囊剂和栓剂等，体现药学研究的人性化。

2. 药品的生产和供应

保证药品的生产和供应是药学最基本的任务和功能。药品是一种特殊的商品，关系着人们的身体健康和生命安全。因此，通过药学研究保障药品的正常生产和供应，对于社会的发展具有重要的意义。

3. 保障合理用药

自 20 世纪 30 年代以来，随着药物品种的急剧增加，药物的随意使用造成的药害事件不断发生，药物的合理使用和个体化，让药物越来越多地受到社会的关注。同时，随着药物的广泛应用，人们逐渐意识到药物使用不当可能引发一系列新型疾病，如药物过敏、药物中毒等。在此背景下，药学学科逐步分化并综合发展出一个新的领域（即临床药学），药学职业中也增加了一支新生队伍（即临床药师）。

4. 阐明药物作用机制与规律

药学研究的重要内容之一，就是研究药物作用于人体或各种病原体的机制与规律。阐明药物的作用机制与规律，不仅有助于新药品的研发，而且可以帮助药学人员发现药物产生毒副作用的途径，从而降低药品的毒副作用。

5. 培养药师、药学技术人员、药学科学家和药物企业家等

现代药学的进步为药学教育的发展奠定了基础，也提出了更高的要求。目前，全世界已建立了几百所药学的高等院校，还有一大批药学的中等职业院校。这些院校培养了大批的药师（也称"药剂师"）、药学技术人员、药学科学家和药物企业家等。现在的药学教育除了完成培养药师和药学技术人员的任务以外，还担负着药师和药学技术人员继续教育的任务。这既保证了药学的科学地位，也提高了药学人员的专业技术和专业素质。

6. 组织药学力量，充分发挥药学人员的整体作用

随着现代药学的进一步发展，各种药学的社会组织机构、药品监督管理机构、制药公司、医药商业公司和各种类型的药房等药学力量逐渐形成。这些药学组织机构构成药学的子系统。目前，如何更好地把这些药学力量组织起来，充分发挥药学人员的整体作用，成为药学行业面临的新任务。

二、伦理学

（一）伦理学的定义

"伦理"一词意为：处理人们相互关系所应遵循的道理和准则。"伦"的本义有三个：①人伦，是指封建社会人与人之间的道德关系，如"天地君亲师"为五天伦，"君臣、父子、兄弟、夫妇、朋友"为五人伦；②类；同类，如不伦不类；③条理。"伦理"一词便有了使人与人之间的关系有条理、有道理的意思，即规范人与人相互交往中的道德表现。随着社会的不断发展，围绕人与人之间的道德问题，逐渐形成一门科学，即伦理学。

伦理学是研究道德现象、揭示道德本质及其发展规律的学科。它研究的对象是有关道德的一系列问题，主要包括两个层面：一是道德本身，如道德的形成、发展及其变化规律；二是特定时期内人们应该遵守的人与人、人与社会、人与自然之间的道德准则和道德规范等，即探讨什么是好，什么是坏，以及人们在社会生活中的道德责任与义务。为了更好地理解伦理学，还应把握以下两个关系：

1. 伦理学与哲学的关系

伦理学属于哲学的范畴，是哲学的一个分支，由于它以道德为研究对象，因此也被称为道德哲学。伦理学的哲学属性决定了伦理学不仅要研究各种具体的道德现象和道德关系，更重要的是要把这些有关道德的现象与关系做出哲学的概括和提升，进而探寻出有关道德的一些本质的、规律性的东西。就此层面来讲，可以把伦理学称为"研究道德本质和规律的科学"。

2. 伦理学与道德的关系

通常，人们会把伦理和道德作为同等概念来使用，它们在一定意义上可以视为同义词，都是指社会道德现象。但从严格的科学意义上来说，两者还是有区别的。道德更多是指人们在社会生活中的具体道德关系，而伦理更多是指有关这种关系的道理。随着社会文化的发展，道德一般用于表示人们日常生活实践中的道德现象；伦理或伦理学，一般用于表示道德理论，即对道德问题的本质概括。

（二）伦理学的发展历程及其分类

1. 伦理学的发展历程

在西方历史上，伦理学产生于公元前 5 世纪—前 4 世纪的古希腊，标志性人物是亚里士多德，他被称为"西方伦理学之父"，他的著作《尼各马可伦理学》是西方最早的伦理学专著。在中国，反映西周政治文化生活的文献《尚书》《周礼》《诗经》等已记述了大量的伦理思想；在春秋战国时期，儒、墨、道、法等诸子伦理思想奠定了中国伦理思想发展的基础。

随着社会的演进，科学精神和科学方法的逐步确立，伦理学在西方获得了发展的重大机遇。之后，以马克思主义哲学为指导的伦理学产生，它从社会经济基础出发考察社会道德现象，批判地吸收了历史上有价值的伦理思想，科学地揭示道德的起源、本质、结构、功能、作用和发展规律，使伦理学成为一门科学。马克思主义伦理学是对以往伦理学的革命变革，为科学的伦理学发展开拓了广阔的空间。

2. 伦理学的分类

伦理学具有非常完善的体系和丰富的内容，依据研究重点和角度的不同，伦理学大致可以分为三类：规范伦理学、元伦理学和描述伦理学。其中，规范伦理学是伦理学体系的主体、核心和代表，元伦理学和描述伦理学是对规范伦理学的补充。

（1）规范伦理学是指影响人们生活和行为的理论，主要研究伦理学规范的来源、内容和根据，是伦理学的主体，也是伦理学的必然归宿。元伦理学和描述伦理学要依靠规范伦理学来提供理论指导。规范伦理学是传统伦理学的主流，它通过探讨善与恶、正当与不正当、应该与不应该之间的界线与标准，研究道德的起源、本质及发展规律，试图从哲学层面论证道德基本原则、基本规范和美德的要求，以约束和指导人们的道德实践。随着研究的深入，规范伦理学又可以分为理论伦理学和应用伦理学。理论伦理学研究普遍的道德理论、原则和规范；应用伦理学主要研究上述理论、原则和规范在各个行业的应用，药学伦理学归属于应用伦理学。

（2）元伦理学又称分析伦理学，是对道德语言（即道德概念和道德词汇）的研究。它主要是从语言和逻辑的角度，用分析的方法研究伦理。元伦理学的主要目的是求真，即探寻道德语言及其逻辑是否准确。它一方面分析道德语言，如对伦理学中的重要范畴——善、义务和责任的分析；另一方面对道德体系做出逻辑论证。元伦理学只对道德进行逻辑分析，它不制定任何道德规范和价值标准，也不进行任何道德的劝诫。但它对道德概念的语言揭示，对道德逻辑规则的设定，以及对其科学性、逻辑性的追求和论证等，从另一个方面充实和深化了伦理学的内容。

（3）描述伦理学又称叙事伦理学，它对道德进行经验性的描述和再现。描述伦理学不研究行为的善恶和标准，也不制定行为准则和规范，而是对道德进行历史性描述（如各种道德史和风俗史），以及现实的描述（如某些社会道德状况的调查报告等）。描述伦理学的特点是，注重道德事实和经验，从具体的历史材料出发，描述性地研究各种社会、民族、阶级和社会集团中实际的道德关系、道德规范、道德结构和道德传统等，再现人类的道德史，并对其进行解释。描述伦理学的目的，如实地呈现人们社会生活中具体的、现实的道德伦理状况，让人们从中感知什么是道德。描述伦理学可以在某种程度上弥补伦理学过于抽象的缺陷，增强了伦理学的客观性和现实性。

三、药学伦理学

（一）药学伦理学的定义

药学伦理学是一般伦理学原理在药学实践中的具体反映，是药学道德的理论化和系统化的科学。它是运用伦理学的原理研究药学实践活动中的道德问题，即道德本质、道德理论和道德关系等，以及药学科学发展中人们的行为准则与规范及其发展规律的科学。它与一般伦理学的关系是特殊与一般的关系。药学伦理学的主要研究内容包括：

（1）研究药学道德的起源、本质及其发展规律，以及各历史时期的药学道德现象和药学道德关系。

（2）研究药学实践活动中各领域的道德原则与规范。

（3）研究药学道德教育、药学道德修养和药学道德评价的实践与方法。

（二）药学伦理学的实践功能

药学伦理学的实践功能有以下几点：

（1）使药学人员掌握药学伦理学的基本知识。药学人员只有具备药学伦理学的基本知识，才能明确药学道德的范畴、准则和规范，才能在具体的实践中明确自我的职责定位，才能进而树立良好的职业态度与职业习惯，才能更好地全心全意为人民的健康服务。

（2）帮助药学人员树立正确的药学道德观，并以此为指导在实践中改造和完善自我。正确的道德观建立在一定知识的基础之上，药学伦理学对于药学人员掌握药学职业道德的相关规范，理解药学道德本质，进而培养自己良好的药学职业道德品质，逐步形成正确的药学道德观，具有重要的作用。

（3）有助于增强药学人员辨别是非和善恶的能力，有助于提高其药学道德修养的自觉性。药学人员在职业实践中，必然会遇到各种各样的行为、活动和事件。由于职业的特殊性，对于这些行为、活动和事件做出正确的道德判断，就显得尤为重要。为此，药学人员必须掌握药学道德原则和规范，并以此来作为评价是非和判断善恶的标准。同时，掌握这些道德规范及其内部的规律，也有利于药学人员在日常工作中不断对自己的行为、思想、情感进行审查和规范，使自己逐步培养起良好的药学职业道德习惯。

第三节　药学伦理的发展历程

一、中国的传统药学伦理思想

（一）起源和发展萌芽时期

在中国古代，医药一家，医药伦理思想也融为一体。中国传统的医药伦理思想起源于原始社会人们的社会生活实践。从历史阶段来看，中国传统的医药伦理思想的萌芽，是从原始社会的晚期到奴隶社会的初期。

在原始社会，人们的生存条件极其恶劣，饱受来自野兽、蛇虫、风雨和雷电等大自然的威胁，死亡与疾病在生活中随处可见。在同大自然的抗争中，人们逐渐地掌握了原始的医药知识。而这些医药知识的获得，大都是从个别人物的自身尝试开始的。这种以身试验，积累医药知识的献身精神，开启了我国传统药学职业道德的发展历程

案例链接

> 人们一直传颂的"神农尝百草，一日而遇七十毒"；又如《帝王世纪》中所载，伏羲"乃尝味百草而制九针，以拯天柱焉。"尽管神农、伏羲等只是历史传说中的人物，但这种传说能够产生并世代流传，恰恰从一个侧面证明，在我国原始社会的历史中，传统的医药伦理思想随着医药实践的开始而萌芽。

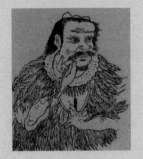
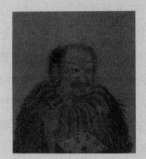

神农像　　　　　　　　　　　伏羲像

（二）雏形时期

从奴隶社会到春秋战国阶段，是我国传统的医药伦理思想的雏形时期。在奴隶社会，随着生产力的发展，逐渐出现了体力劳动和脑力劳动的社会分工。夏商时期的巫医是当时社会中的一种特殊职业，他们的职责主要集中在祭祀、占卜和医疗三个方面。到了西周时期，医学经历了一次重大的变革，医事制度得以建立，专职医生开始出现。《太平经国之书·周礼五官考九·医官》记载：是故，疾病疝疡，总之于医师，而分治之于疾医疡医。疾医，掌民之疾病。……疡医则掌肿溃金折之疡。……以至兽病兽疡，亦有官以掌之。……其分治其事，而各精其业。岁终，则稽其医，而制其食，考其全失，而定其上下。也就是说，医生年底要进行行业绩考核，凭借其业绩给予俸禄。这是我国最早的医药职业道德评价。

到了春秋战国时期，随着生产力的不断提高和科学技术的进一步发展，出现了我国现存较早的医学经典著作《黄帝内经》，分《素问》和《灵枢》两部，一共 18 卷。《黄帝内经》除了讲述中国古代劳动人民长期与疾病作斗争的临床经验和理论知识，提出了系统的生理、病理、疾病、治疗的原则和方法以外，对医德也有深刻阐述。《黄帝内经·素问·疏五过论》中指出医生必须具备的四方面的医德；《黄帝内经·素问·徵四失论》强调，医生要认真研究医学理论，从事医疗实践，即"通书受事众多"，否

则，"百病所起，始以自怨，遗师其咎"；《黄帝内经·灵枢·师传》专门论述了医生的责任和良心。可以说，《黄帝内经》的问世，不仅标志着我国古代医学理论体系的创立，而且标志着我国传统医药伦理思想已具雏形。

(三) 形成和发展时期

中国传统的药学伦理思想在漫长的封建社会得以形成和发展，深受儒家思想的影响。其中，"仁"作为儒家思想的核心，是伦理道德的最高理想和准则，也是药学伦理思想的核心。中国传统药学伦理的形成和发展大体可以分为以下四个时期：

1. 两汉至南北朝时期

两汉至南北朝时期不仅给后人留下许多优秀的药学伦理思想，而且创造了许多美好的形象，如华佗，他被人们称为"医术精湛、道德高尚"的一名神医；同时，这一时期也留下了诸如"杏林春暖""橘井泉香"等脍炙人口的典故。典型的表现就是，当时的医德被摆在了比医疗水平更为重要的位置。同时也出现了一些杰出的医药伦理道德实践者，东汉医学家张仲景就是代表人物之一。他在著作《伤寒杂病论》的自序中对药学职业道德做了精辟的论述。他不仅痛斥了当时医界因循守旧、不思进取、倾心于财富和权势的不良作风，而且提出仁术济世的主张，提出了对患者"上以疗君亲之疾，下以救贫贱之厄"的一视同仁观念，更强调了从医者要有渊博的知识、严肃认真的态度。《伤寒杂病论》对医德的论述为后世所传颂。在魏晋南北朝时期，出现了一批像杨泉、王叔和、皇甫谧等崇尚医德、严谨治学、精心诊治、济世救人的医家，在继承前人朴素人道主义思想的基础上，让药学职业道德在具体实践中得到进一步的丰富。

2. 隋唐时期

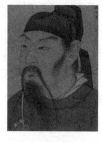

隋唐时期的医学教育事业与医事制度较之前有了显著的进步，更加完善。为了适应医药事业发展的需要，保证人们的用药安全，我国历史上第一部由政府颁布的药典——《新修本草》(又称《唐本草》)于唐高宗显庆四年颁布和实行，它是唐代官修药物文献。随着医药科学的发展，药学职业道德也日趋规范。如果说唐代以前的医药实践者对医德只是有所论述，那么到了唐代，药学职业道德规范就更加系统和全面。例如，唐代著名医药学家孙思邈所著的《备急千金要方》

孙思邈

(又称《千金要方》) 对医德和医术作出了严格要求，成为历代医生修养的准绳之一。卷首以显著地位论述了《大医习业》和《大医精诚》，突出地强调了一名优秀医生必须具备的医疗道德修养、精辟的医学理论和医疗技术，全面论述了医生的思想品德、专业学习、对患者的态度、与同道之间的关系等一系列药学职业道德要求，即要求医生修养要"诚"，专业要"精"，对待患者要富有同情心，对待同道要互相尊重。《备急千

《金要方》标志着我国古代药学伦理思想较完整体系的形成和确立。

3. 宋元时期

宋元时期战争频发，疾病流行，社会对医药的需求在客观上推动了中国医药事业的发展，同时也使药学伦理思想在具体的医药实践中得以进一步地丰富。第一，从政府层面讲，宋代不仅出现了官方设置的药事专职机构，如御药院、和济局、惠民局等，对某些药物的制造规范、质量检验以及施药原则进行规范，而且宋代还通过法律的形式对药学职业道德进行强制约束。元代也是沿袭唐宋以来的官制，设有太医院、惠民药局、广惠司等药事专职机构。第二，从民间层面讲，很多医药实践者在日常的医药活动中进一步提出了一些具体的道德规范。如"无恒德者，不可以作医""凡为医道者，必先正己，然后正物"，医者不可"以意用药"等。这些说明在宋元时期，我国药学职业道德规范和原则已日臻完善。

4. 明清时期

明清时期，我国医药人才辈出，医药成果丰硕，药学伦理思想也随之进一步发展。这在一些著名医药学家的具体实践中有很好的体现。

 案例链接

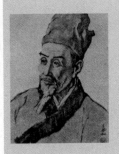

李时珍

　　李时珍是明代最负盛名的医药学家，他不但治学意志坚强，而且具有严肃认真的科学态度以及高尚的药学职业道德，这主要体现在他勤奋刻苦的钻研精神、实事求是的科学态度、救死扶伤的奉献精神以及一视同仁的道德操守。明代名医龚廷贤在《万病回春》中首次对医患关系做了系统论述，总结出"医家十要"和"病家十要"，进一步丰富了药学伦理思想的内涵。明代外科医学家陈实功在《外科正宗》中对我国古代药学职业道德做了系统总结，他概括的"医家五戒十要"被美国在1978年出版的《生命伦理学百科全书》列为世界古典医药道德文献之一。《外科正宗》贯彻的精神是，医家不能贪财好色，不能沽名钓誉，不能以钱论病，要广行义举。清代药学家赵学敏的《本草纲目拾遗》，是继李时珍《本草纲目》之后又一部药学巨著，他深入群众，结合自己的实践，写成了这部代表了清代本草学的最高成就。

　　总之，我国的传统药学伦理思想在漫长的医药实践中不断发展和完善，这些思想不仅为医药实践提供了道德指导，也为现代医药伦理学提供了重要的思想资源。

(四)药学伦理道德传统

我国具有内容丰富的优良药学伦理道德传统,大致可概括为以下几个方面:

1. 仁爱救人,赤诚济世

古称医术为仁术,意为它是一门"救人生命""活人性命"的科学技术。孙思邈认为:"人命至重,有贵千金,一方济之,德逾于此"。因此,历代医者对药学伦理道德的论述,首先强调的便是要具有"仁爱"的精神,认为这是一名医药实践者必须具备的基本道德品质。

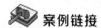 **案例链接**

> 魏晋时期的杨泉在《物理论》中指出:"夫医者,非仁爱之士不可托也。"宋代林逋在其《省心录·论医》中也指出:"无恒德者,不可以作医"。明代龚廷贤在《万病回春》的"医家十要"中,更是把"仁心"列为第一要,"一存仁心,乃是良箴,博施济众,惠泽斯深"。清代名医费伯雄在《医方论》中开宗明义地说:"欲救人而学医则可,欲谋利而学医则不可。我若有疾,望医之救我者何如?我之父母妻子有疾,望医之相救者何如?易地以观,则利心自澹矣!利心澹则良心现,良心现斯畏心生。"

也就是说,要想成为一名医药实践者,具有仁爱精神是基本的道德底线,学医的动机必须是仁爱救人,赤诚济世,必须具有高度的仁爱精神。从这一最基本的道德原则出发,历代药学人员在具体的工作实践中,要求自我对病应有深切的同情心,要视病家之疾苦为己事,不贪名利,不计得失,不为任何私欲所引诱。例如,孙思邈在《备急千金要方·大医精诚》中说道:"凡大医治病,必当安神定志,无欲无求,先发大慈恻隐之心,誓愿普救含灵之苦。若有疾厄来求救者,不得问其贵贱贫富……饥渴疲劳,一心赴救,无作功夫形迹之心。如此可为苍生大医,反此则是含灵巨贼。"而且孙思邈也是这样做的,他毕生致力于医药的研究,数拒帝王之召,终身致力于为患者解除病痛,甚至为了患者置自身安危于不顾。孙思邈之所以为后人敬仰,原因不仅在于他的高明医术,更在于他仁爱救人,赤诚济世的高尚品德。

2. 清廉正直,不图钱财

"清廉正直,不图钱财"是我国传统药学伦理思想的重要内容之一。清廉正直与仁爱是相关的,正是从上述"仁爱救人,赤诚济世"的宗旨出发,历代医者才会把清廉正直的品质,不贪图钱财的操守,作为自我的基本道德规范。

我国古代关于医者廉洁正直、不图钱财的故事数不胜数,有些已成为民间广泛流传的佳话。"杏林春暖"就是其中之一,它传颂的是三国时期名医董奉的高尚医德。

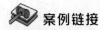 **案例链接**

> 　　三国时候，吴国有一位叫董奉的医生隐居庐山期间，治愈了许多当地患者。对于贫困的患者，董奉不收取报酬，只要求他们在他的住处附近种植杏树。病重的患者治愈后种五棵杏树，病轻的患者治愈后种一棵杏树。久而久之，患者种植的杏树形成了一片茂盛的杏林。杏子成熟后，董奉把杏子换成粮食，然后再接济贫民和没了盘缠的过路人。董奉死后，为了感激董奉的德行，有人写了"春暖"的条幅挂在他家门口。后来，"杏林春暖"就成为人们赞颂医德的代名词。明代医生潘文源也是这一道德的代表人物之一。他不计名利，施药济贫，自己生活却很困苦。潘文源医术高明，每日登门求诊的患者填街塞巷，他行医施药，不以获利为目的，遇贫苦患者尤为照顾。潘文源行医三十多年，却一贫如洗。

　　历代医者在坚守清廉正直，不图钱财的道德操守的同时，对于一些图谋钱财、利欲熏心的医者也进行了强烈的批判。

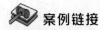 **案例链接**

> 　　清代名医徐大椿对当时某些追求名利、欺骗患者的庸医进行了严厉的批判。他指出："或立奇方以取异；或用僻药以惑众；或用参茸补热之药，以媚富贵之人；或假托仙佛之方，以欺愚鲁之辈；或立高谈怪论，惊世盗名；或造假经伪说，瞒人骇俗；或明知此病易晓，伪说彼病以示奇。……此等之人，不过欲欺人图利，即使能知一二，亦为私欲所汨没，安能奏功？"他的论述把一些恶劣的庸医形象刻画得淋漓尽致。在历代名医的著作中，类似徐大椿这样的论述还有很多，它从另一个层面反映了我国古代药学人员清廉正直，不图钱财的道德规范。

3. 勤奋好学，刻苦钻研

　　古代医药学家认为只有精通医理、药理，掌握高超的专业技术，才能实现"仁爱救人"的济世理想。

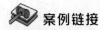 **案例链接**

> 　　《黄帝内经·素问》指出，医者要"上知天文，下知地理，中知人事"。《古今医统大全》指出："医本活人，学之不精，反为夭折。"并且要求："医之为道，非精不能明其理，非博不能至其约。"《备急千金要方》中讲道："学者必

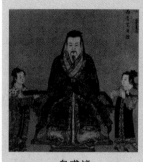

须博极医源，精勤不倦，不得道听途说，而言医道已了，深自误哉！"而要掌握精湛的技术，就必须勤奋好学、刻苦钻研。魏晋医学家皇甫谧，就是一个刻苦钻研的典范。皇甫谧在中年患风痹病，十分痛苦，但在学习上仍不敢急慢。他凭借刻苦钻研的精神，终于写出一部针灸学巨著《针灸甲乙经》，为针灸学的发展做出不可磨灭的贡献。

皇甫谧

历代医药学家还指出，要想掌握精湛的技术，只有刻苦钻研是不够的，还要虚心好学，不耻下问。

 案例链接

> 明代医药学家李时珍，遍访名医宿儒，搜求民间验方，常上山采药，向农民、猎人、樵夫和渔民等请教，历时27年，三易其稿，终于著成《本草纲目》，成为历史佳话。明代医学家缪希雍说："凡作医师，宜先虚怀。……况人之才识，自非生知，必假问学。问学之益，广博难量。脱不虚怀，何由纳受？不耻无学，而耻下问。师心自圣，于道何益！"清代医学家叶天士，医术高明，盛名广播，但依然不断求教于贤者。可见虚心好学，不耻下问，是历代医家共同的高尚品质。

4. 谨慎认真，作风正派

由于医药关乎人之生命，所以历代医药学家在具体的医疗实践中，逐渐形成了一套严谨的工作作风。这在孙思邈的《备急千金要方》中有很好的体现："夫大医之体，欲得澄神内视，望之俨然，宽裕汪汪，不皎不昧，省病诊疾，至意深心，详察形候，纤毫勿失，处判针药，无得参差。虽曰病宜速救，要须临事不惑。唯当审谛覃思，不得于性命之上，率尔自逞俊快，邀射名誉，甚不仁矣！……夫为医之法，不得多语调笑，谈谑喧哗，道说是非，议论人物，炫耀声名，訾毁诸医，自矜己德……"

也就是说，医者在医疗实践中要做到以下四个方面：

(1) 认真检查，询问病情要用心用意。

(2) 谨慎施药，不得有丝毫的差错。

(3) 治病要慎之又慎，不能只追求速好，而置性命于不顾。

(4) 治疗过程中要谦虚谨慎，不做夸夸之谈。这也是我国古代医药学家严谨工作作风的主要内容所在。

中国传统儒家文化特别讲求"男女有别"，因此在诊治异性患者的过程中，历代医药学家不仅注重谨慎认真，而且非常注重作风正派。

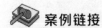 **案例链接**

　　宋代名作《小儿卫生总微论方》就强调医者要品德淳厚，医风正派。明代名医李梴在《医学入门》中指出：“寡妇室女，愈加敬谨，此非小节。”宋代的医家何澄更是作风正派的典范。北宋宣和年间，有一位士人常年抱病，百治不愈。士人听说何澄的医术高明，便想方设法把他请到家中为其治病。这位士人的妻子长得很漂亮，她对何澄说：“我丈夫抱病多年，我把值钱的东西都卖光了，如今没钱付药费，只能以身相酬。”何澄严肃地拒绝了士人妻子的做法，并尽力救治其丈夫，为后世医药学者树立了作风正派的榜样。

5．普同一等，不畏权势

我国古代医药学家从朴素的人道主义出发，在具体的实践中逐渐形成了不分贵贱贫富、普同一等的优良传统。历代医药学家都十分强调“普同一等，不畏权势”的道德操守。

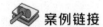 **案例链接**

　　孙思邈在他的《备急千金要方》中说：“若有疾厄来求救者，不得问其贵贱贫富，长幼妍媸，怨亲善友，华夷愚智，普同一等，皆如至亲之想。”他在行医过程中更是几次拒绝皇室的召唤，不畏权势，以解除天下苍生之病痛为他的行医理想。龚廷贤说过：“贫富虽殊，药施无二。”同时，龚廷贤还对同行中的倾心权势之人进行了严厉批评。他说：“医道，古称仙道也。原为活人，今世之医，多不知此义。每于富者用心，贫者忽略，此非医者之恒情，殆非仁术也。以余论之，医乃生死所寄，责任匪轻，岂可因其贫富而我之厚薄哉？”陈实功更是在《外科正宗》中指出：“贫窘之家及游食僧道、衙门差役人等，凡来看病，不可要他药钱，只当奉药。再遇贫难者，当量力微赠，方为仁术。不然，有药而无火食者，其命亦难。”

从这些案例中可以看出，我国历代医药学家对“普同一等，不畏权势”的原则身体力行，体现了我国药学职业道德的优秀传统。

二、我国社会主义药学伦理思想

(一)我国社会主义药学伦理学思想的性质和特点

我国社会主义药学伦理思想是关于社会主义药学领域职业道德的科学理论体系。它是我国广大药学人员以马克思主义理论为指导,继承中华民族优秀的药学道德传统,借鉴国外药学伦理思想的有益成果,总结和概括我国革命战争年代和社会主义建设时期的药学职业道德实践经验而逐步形成和发展起来的,是具有中国特色的、进步的、科学的药学伦理思想体系。它具有以下特点。

1. 继承性

我国社会主义药学伦理思想在继承和发扬我国传统药学伦理思想的基础上,逐步发展而来,是用马克思主义伦理观对我国传统的药学伦理思想进行批判继承的结果。从社会主义药学伦理学的原则、范畴到行为规范的具体要求,许多内容都是我国传统药学伦理思想在社会主义条件下的新发展。因此可以说,我国社会主义药学伦理思想同传统的药学伦理思想既一脉相承,又与时俱进。

2. 进步性

我国社会主义药学伦理思想在革命战争年代诞生,在社会主义建设时期完善和发展。在革命战争年代,它是激励革命的医药工作人员冲破封锁、克服困难、创办革命医药事业、完成伤员救治和解放区人民医疗保健任务的强大精神动力。在社会主义建设时期,它又激励医药工作人员奋发图强,使新中国的医药事业获得全面发展,医药科学水平显著提高,对保证人民健康和社会主义现代化建设事业的顺利进行,起到了不容忽视的作用。

3. 科学性

社会主义药学伦理思想的科学性表现在两个方面。一方面,它以马克思列宁主义、毛泽东思想、邓小平理论、"三个代表"重要思想、科学发展观、习近平新时代中国特色社会主义思想作为指导,因而,它能够抛弃一切剥削阶级药学伦理思想中的糟粕,继承和发扬传统药学伦理思想中的积极成果。同时,它能正确认识药学事业与整个社会主义建设事业的关系,正确认识药学人员的历史使命和社会责任,以及能够正确处理个人与国家、个人与集体,以及个人与他人之间的关系。另一方面,它随着我国社会经济关系的变化而变化。道德是社会存在的反映,有什么样的社会经济基础,就会产生什么样的道德观念。

（二）我国社会主义药学伦理思想的形成和发展

我国社会主义药学伦理思想是我国广大药学人员以马克思主义思想理论为指导，继承和发展中华民族优秀的药学道德传统，借鉴国外药学伦理思想的有益成分，总结和概括我国革命战争年代和社会主义建设时期的药学道德实践经验而逐渐形成和发展起来的。在革命战争年代，我国药学伦理思想的核心内容是救死扶伤、实行革命人道主义，强调药学人员在战争中的重要作用，他们不仅要为伤员提供及时、有效的救治，还要关注战争中的伦理道德问题，以确保人类的生命安全和尊严得到尊重。到了社会主义建设时期，随着药学工作领域的扩大和人们对药学工作认识的加深，我国药学伦理学思想的内容也更加丰富，总的指导原则是用优良的服务和优质的药品为人民的医疗保健服务，提高人民群众的身体素质，保证社会主义现代化建设事业的顺利进行，促进社会主义制度的巩固和发展。

1. 民主主义革命时期的药学伦理思想

在民主主义革命时期，我国广大的药学人员一方面继续发展祖国的医药事业，另一面积极参加反对帝国主义、封建主义和官僚资本主义的革命斗争，在斗争中增强了社会责任感，形成了以爱国主义和革命人道主义为特征的药学伦理思想。可以说，这是我国社会主义药学伦理思想的雏形。

在旧社会，药学受到轻视，中药学更是备受压制和摧残。许多学者和政客蔑视中医，中医被激进派视为医药"全盘西化"的障碍。民主革命时期的药学伦理思想是在广大药学人员捍卫中医药事业尊严的斗争中不断发展和前进的。

（1）同北洋政府的斗争。1912 年，北洋政府以中西医"致难兼采"为由，将"中医药"学科排斥于医学教育系统之外。1913 年，教育总长汪大燮公开提出废除中医中药。之后，江西当局还颁布了取缔中医章程的 32 条。这些做法引起了中医药界的极大愤慨。1914 年，中医药界人士联合成立了"医药救亡请愿团"，他们向北洋政府递交了请愿书，要求政府承认中医药的合法地位，保护和发展中医药事业。最终，北洋政府被迫在文字上做出了表面妥协。

（2）同国民政府的斗争。1929 年，余云岫等人在国民政府第一次召开的中央卫生委员会会议上提出《废止旧医以扫除医事卫生之障碍案》，并制定禁止登报介绍中医、禁止非科学医学宣传、禁止成立中医学校等六项措施意图打压甚至消灭中医。该提案获得通过的消息传出之后，中医药界群情激愤。全国各地中医药界代表云集上海，成立"全国医药团体总联合会"，并派代表赴南京请愿，迫使国民政府不得不取消这一决议。1933 年，汪精卫公然提出中医不科学，而且主张中医一律不许执业，中药店也限令歇业。中医药界广大爱国人士不屈不挠，先后发起三次全国性请愿运动，以实际行动保护和推进了中医药科学的发展。

（3）抗日战争期间，同日本侵略者的斗争。在抗日战争时期，中医药界涌现出大量的爱国人士。例如，为了抵制日货"翘胡子"牌仁丹，爱国名医曹柄章与诸名医联合，精心研制出成效佳价廉的"雪耻灵丹"。

在同各种反动势力进行斗争、捍卫传统医药事业的同时，中医药界的一些有识之士，在现代文明和药学职业道德科学思想的影响下，吸取外国药学伦理思想中的积极成果，开展药学职业道德研究。中国药学会于1935年颁行的《药师信条》，是我国最早的有关药学职业道德的规范，它标志着药学伦理思想研究的新起点。

在抗日战争时期的解放区，由于战争频繁、交通不便，以及制药条件差，导致药品供应极度困难。面对这一现实，革命队伍中的药学人员本着"用科学的方法改进中药"的指导思想，艰苦奋斗、不怕牺牲，克服种种困难，保证了药品供应，为抗日战争的胜利作出了重要贡献。

2. 社会主义时期的药学伦理思想

社会主义制度建立以后，广大药学人员在继承和发扬以往的，特别是在民主主义革命时期的优良药学道德传统的基础上，使药学伦理思想真正进入一个崭新的发展阶段。这一时期的药学伦理思想和以往相比有了质的飞跃，主要表现在，由民主主义革命时期的以爱国主义和人道主义为核心的药学伦理思想，逐渐发展为以马克思列宁主义、毛泽东思想、邓小平理论、"三个代表"重要思想、科学发展观、习近平新时代中国特色社会主义思想为指导，与社会主义制度相适应的，以社会主义人道主义为核心的社会主义药学伦理思想。这一时期药学伦理思想的发展具体表现在以下几个方面：

（1）加强药事管理，以确保人民用药安全有效。中华人民共和国成立以来，我国逐步建立和健全了药政、药品管理机构，颁布了《中华人民共和国药典》（以下简称《药典》），制定了一系列相关的药品管理法规。党的十一届三中全会以来，国家颁布的药品管理法令、制度、条例、规定和规范等就多达几十个，内容涉及药品的科研、生产、经营、管理和使用等各个环节，不仅有效地保证了各类药品的安全性和有效性，而且防止伪劣药品危害人民的健康。

（2）大力发展中西药品的生产，以满足人民对各类药品的需要。社会主义制度确立以来，我国的制药工业发展迅速，截至2022年年底，全国共有药品生产企业7974家，药品经营企业643 857家。同时，我国加大对新药研制的力度，每年有大批新药问世，基本上改变了以前缺医少药的状况，有的药品甚至达到了世界先进水平，部分药品还出口国外。我国药学的不断发展，不仅保证医疗保健事业对各类药品的需要，而且为社会主义经济做出重要贡献。

（3）加强医药战线的职业道德教育。20世纪五六十年代，我国对药学人员进行了卓有成效的爱国主义、全心全意为人民服务的教育，使广大药学人员的道德水平显著提高，涌现了许多品德高尚的先进人物和感人事迹。党的十一届三中全会以后，我国提出建设社会主义精神文明的奋斗目标，药学职业道德教育成为社会主义精神文明建设的重要组成部分。医药战线开展了"五讲四美"、学习先进等活动，并在报刊上对生产和经营伪劣药品等违反药学职业道德的典型案例进行公开地揭露和谴责，对触犯刑律的犯罪分子绳之以法。这种正反两方面的教育，提高了广大药学人员的道德水平，增强了他们的职业责任感。不少药学科研、生产部门、经营部门和管理部门都制定了药学职业道德守则，用以规范自己的行为。

（4）药学科研、教育的繁荣和药学伦理思想的研究逐步开展。改革开放以来，党和政府非常重视药学的职业道德建设，许多专家和学者在研究的基础上，编写了大量的有关药学道德教育论著，高等医药院校也纷纷设立药学职业道德教育课程，推动了我国药学伦理思想的进一步发展。同时，全国医德学术讨论会的召开，对诸如药品使用、医药资源分配、药学科研和安慰剂等药学职业道德问题进行初步探讨。尤其是在今天，在习近平新时代中国特色社会主义思想的指导下，以人为本思想的提出和贯彻，更是丰富了药学伦理思想的内容，并推动它的进一步发展。

（三）我国社会主义药学伦理思想的理论体系

我国社会主义药学伦理思想的理论体系主要由三个方面的内容构成：

1. 药学道德实践理论

药学道德实践是指药学人员在日常工作中，运用一定的药学道德意识、原则和规范，对自己的行为进行评价的活动，具体包括药学人员对药学道德行为的选择、评价、教育和修养等。我国社会主义药学道德实践理论的内容主要包括社会主义药学道德行为的选择和评价，社会主义药学道德的修养和教育等。

2. 药学道德关系理论

药学道德关系表现为，药学人员在医药活动中运用内心信念、传统习俗等方式来规范和调整药学人员之间、药学人员同患者之间等道德关系的行为。社会主义药学道德关系理论的内容主要包括社会主义药学道德的基本原则、主要规范、基本范畴和社会主义医药事业中各个领域中的具体道德要求等。

3. 药学道德意识理论

药学道德意识表现为，人们对药学道德实践和药学道德关系的认识和反映，具体包括对药学道德关系和药学道德实践的心理认同、信念、情感，以及进行药学道德理论研究的活动等。社会主义药学道德意识理论的内容主要包括社会主义药学道德的本质、特点和作用，社会主义药学道德的产生、发展和规律等。

我国社会主义药学伦理思想的理论体系，充分体现了实践和认识相统一的原则，克服了以往药学伦理思想中朴素简单或抽象空谈的弊端，这是迄今为止比较完整的、科学的药学伦理思想体系。

三、国外药学伦理思想

（一）国外古代药学伦理思想

国外药学伦理思想的形成与发展也有着悠久的历史。它的演变与发展，大体以欧洲的文艺复兴为界，文艺复兴以前的药学伦理思想称为古代药学伦理思想。

1. 古希腊的药学伦理思想

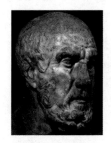

古希腊医药学的发展是一个漫长而多元的过程，它与古希腊的文化、哲学和科学的发展紧密相连。公元前 6 世纪至公元前 4 世纪，被视为古希腊医药学的形成时期。古希腊医药学的发展，在很大程度上为西方古代医药学的系统总结奠定了基础。古希腊的医学家希波克拉底被称为"西方医学之父"，他的医学观点对后来西方医学的发展具有巨大影响。他不仅提出许多重要的理论和实践方法，使医学逐渐摆脱迷信的束缚，而且奠定了古希腊医者的伦理等。他在著作《誓言》

希波克拉底

奠定了古希腊医药伦理学的基础。希波克拉底在他的著作中指出，"无论至于何处，遇男或女，贵人及奴婢，我之唯一目的，为病家谋幸福。"此外，他还强调，医者在处方用药时要特别谨慎，强调要接济急需帮助的患者，强调医者作风要正派等。希波克拉底关于药学伦理的大量论述，标志着西方古代药学伦理思想的形成。

2. 古罗马的药学伦理思想

古罗马时期是欧洲医药发展的一个重要阶段，在很大程度上，古罗马继承并推进古希腊的医学传统，同时，药学伦理思想也有了很大的发展。古罗马早期的塞尔萨斯是一位伟大的医学家，他非常重视药学伦理。他在著作《论医学》中提出了要有节制地使用药物，避免药物的副作用对人体产生危害的思想。古罗马著名医学家盖仑是继希波克拉底之后杰出的古代医学理论家，创立了医学知识和生物学知识的体系。他的学说在 2—16 世纪被奉为信条，对西方医学的影响很大。他发展了机体的解剖结构和器官生理学的概念，为西方医学中的解剖学、生理学、药物学和诊断学的发展奠定了初步基础。古罗马药学伦理是对古希腊药学伦理的继承和进一步发展。

3. 古代阿拉伯国家的药学伦理思想

古代阿拉伯医药学在传承古希腊医药学方面做出了重要贡献。阿拉伯医药学家不仅接受希腊、罗马的药物学知识，还吸收和采纳了其他国家和地区的药学知识和药物，许多医药学家都习惯于通过动物实验来减少药物对人体带来的危害。阿拉伯的不少名医都有关于药学方面的著述。阿维森纳的《医典》中列出药物约 800 种，分类论述了常用药的功用、组成、适应证、剂量、用法和毒性等。《迈蒙尼德祷文》是医学道德史上的重要文献，它表达了迈蒙尼德对医术的热爱，对患者的同情，以及对人类福祉的执着追求。他希望自己能始终保持对医道的热爱，不断前进，不让贪婪、吝啬和虚荣心干扰自己的内心，从而能够更好地为人类谋福利。他愿意将自己的一生奉献给医学，用自己的力量去帮助更多的人。

（二）国外近代药学伦理思想

文艺复兴后形成的药学伦理思想称为近代药学伦理思想。14—16 世纪是欧洲文艺复兴时期。文艺复兴冲破了封建专制和宗教神学思想对人的束缚，药学伦理思想迎来了发展的曙光。人道与神道的斗争在一定程度上促进了以实验为基础的医学科学迅速发展。医学的发展和医疗工作的社会化又向医学道德提出了新要求，药物对人的安全性问题，药学人员与患者的关系问题得到前所未有的重视，主要表现在：

（1）18—19 世纪，西方最具代表性的医学道德文献是德国柏林大学教授胡弗兰德所著的《医德十二篇》。他提出了救死扶伤，治病救人的医德要求。

（2）1791 年，英国医生帕茨瓦尔专门为曼彻斯特医院起草《医院及医务人员行动守则》，1803 年又出版《医学伦理学》。这一时期瑞士医药学家帕拉塞尔苏斯提出：医药学家不应面向权威，而应面向患者。帕拉塞尔苏斯在医疗实践中积极为穷人着想，用药简单，药价便宜，他不慕虚荣，从不夸耀自己的技艺，显示了崇高的道德操守。

（3）1847 年，美国医学会成立，并着手制定《医学伦理道德规范》和《医德原则》。其中，《医德原则》阐述了处理医生和患者之间，医生同行之间，医务行业和社会之间的关系的道德原则。

（4）红十字国际委员会（简称"红十字会"）成立于 1863 年，总部设于瑞士日内瓦，是一种志愿的、国际性的救护救济团体。1864 年订立的《万国红十字会公约》，使得医药伦理道德迈步走向成熟，趋向系统化和规范化。

（三）国外当代药学伦理学研究发展概况

20 世纪以来，由于社会经济和科学技术突飞猛进地发展，人们越来越重视药学职业道德的作用，一系列国际医德和法律文献相继产生。人们以国际性的条例、公约和宣言等形式，加强对药学伦理思想的建设，主要表现在：

（1）第二次世界大战以后，德国纽伦堡组织了国际军事法庭审判纳粹战犯，《纽伦堡法典》是国际军事法庭于 1946 年审判纳粹战争罪犯的决议的一部分，它对人体实验确立了基本的国际准则，如受试者知情同意原则、维护受试者利益的原则、先经动物实验的原则等。

（2）1948 年，世界医学会在希波克拉底誓言的基础上制定了《世界医学会日内瓦宣言》（简称《日内瓦宣言》），将它作为医药界人士的共同守则。

（3）1964 年，《世界医学会赫尔辛基宣言》（简称《赫尔辛基宣言》）发表，涉及人体对象医学研究的道德原则。它是《纽伦堡法典》的发展，但比《纽伦堡法典》更加全面、具体和完善。

（4）1968 年，世界医学会第 22 次会议通过《悉尼宣言》，之后，又相继出现《东京宣言》《圣保罗宣言》《爱丁堡宣言》等医药伦理道德准则。这些医药伦理道德准则的内容涉及人道主义原则、死亡确定等一系列医药伦理道德的基本问题。

近些年来，各国医药卫生界、伦理学界越来越注意加强药学职业道德的教育，出版了大量的药学职业道德著作，多次召开各种层次的药学职业道德讨论会，制定许多医药生产、经营、科研和使用的道德规范。世界性的药学伦理思想建设已取得令人瞩目的成绩，但也出现了新的研究课题，如有关医药资源的分配，关于药物控制行为的讨论等。

练 习 题

一、名词解释

道德_____

本质_____

职业_____

药学职业道德_____

药学_____

伦理_____

伦理学_____

二、单项选择题

1. 药学职业道德的特点不包括（　　）。

    A. 专属性　　　　　　　　　　B. 鲜明的时代性

    C. 阶级性　　　　　　　　　　D. 普遍性

2. 西方历史上被称为"伦理学之父"的是（　　）。

    A. 亚里士多德　　　　　　　　B. 叔本华

    C. 伽利略　　　　　　　　　　D. 胡弗兰德

3．道德的评价标准是（　　　）。

    A．公众的评价　　　　　　　　B．自我评价

    C．善恶　　　　　　　　　　　D．无法评价

4．道德可调整各方面关系，主要包括（　　　）。

    A．人与人之间的利益关系

    B．人与社会的关系

    C．人与自然的关系

    D．以上都包括

5．评价一个人道德品质的高低最重要的是（　　　）。

    A．道德观念　　　　　　　　　B．道德行为

    C．道德意识和道德信念　　　　D．道德情感

6．社会主义药学伦理思想的理论体系不包括（　　　）。

    A．药学道德信念理论　　　　　B．药学道德关系理论

    C．药学道德意识理论　　　　　D．药学道德实践理论

7．伦理学又称道德哲学，它研究的主要内容是（　　　）。

    A．道德本质　　　　　　　　　B．道德理论

    C．道德关系　　　　　　　　　D．以上都是

8．药学伦理学是指（　　　）。

    A．药学法规的科学　　　　　　B．药学道德的科学

    C．药学基础的科学　　　　　　D．药学职业的科学

9．道德的本质是由哪个方面决定的？（　　　）

    A．经济关系　　　　　　　　　B．政府

    C．自我行为　　　　　　　　　D．心理因素

10．道德义务不同于法律义务，在于道德（　　　）。

    A．必须履行一定的义务　　　　B．享有一定的权利

    C．自觉履行义务　　　　　　　D．具有强制性

三、多项选择题

1．道德的含义可以概括为（　　　）。

    A．道德是由一定社会的经济关系决定的一种特殊社会意识形态

    B．道德是以"善恶"为评价标准的

    C．道德起着调整人与人、人与自然、人与社会之间利益关系

    D．道德是依靠社会舆论、传统习俗和人们的内心信念进行评价和维持的

    E．道德具有强制力和约束力

2. 以下哪些是药学职业道德的特点？（　　　）

    A. 形式的单一性   B. 范围的无限性

    C. 较强的专属性   D. 鲜明的时代性

    E. 阶级性和广泛性适用性的统一

3. 我国社会主义药学伦理思想的理论体系主要包括（　　　）。

    A. 药学道德实践理论   B. 药学道德关系理论

    C. 药学道德意识理论   D. 药学道德情感理论

    E. 药学道德本质理论

4. 我国药学形成和发展的历史过程包括（　　　）。

    A. 原始社会医药时期

    B. 奴隶社会和封建社会医药时期

    C. 药学的独立时期

    D. 现代药学的形成

    E. 雏形时期

5. 药学伦理学的实践功能包括（　　　）。

    A. 帮助药学人员树立正确的药学道德观，并以此为指导在实践中改造、完善自我

    B. 有助于增强药学人员辨别是非、善恶的能力，有助于提高其药学道德修养的自觉性

    C. 使药学人员掌握药学伦理学的基本知识

    D. 提高医药的企业经济效益

    E. 帮助树立医药企业良好的形象

四、简答题

1. 道德的含义包括哪几个方面？

2. 道德有哪些基本特征？

3. 职业道德有哪些特点？

4. 药学职业道德的特点是什么？

5. 药学的主要任务是什么？

6. 药学伦理的主要任务是什么？

7. 中国传统药学伦理道德包括哪些内容？

8. 社会主义药学伦理思想的特点是什么？

第 3 章

药学职业道德的基本原则、基本规范和基本范畴

本章教学目标

☆ 掌握药学职业道德的基本原则，了解药学职业道德基本原则的作用；

☆ 掌握药学职业道德基本规范的内容和道德要求，熟悉药学职业道德基本规范的特点和作用；

☆ 掌握药学职业道德基本范畴的含义和主要内容，了解药学职业道德基本范畴的作用。

社会主义药学职业道德有着自己独特的原则、规范体系及其内容。药学职业道德的基本原则是调整药学领域中人际关系的根本指导原则，也是衡量药学人员行为善恶的标准；药学职业道德的基本规范是对药学人员道德行为基本要求的概括，是衡量药学人员道德水平高低的标准和进行道德评价的尺度；药学职业道德的基本范畴是药学职业道德规范体系的重要组成部分，是基本原则的具体体现。

第一节　药学职业道德的基本原则

一、含义

道德的基本原则是指道德在调整人与人、人与社会、人与自然的关系时所应遵循的根本指导原则。在道德规范体系中，道德的基本原则居于主导地位，对道德规范和道德范畴起统帅作用，具有广泛的指导性和约束力。每个社会都有自己特有的最根本的道德原则，这个原则贯穿于社会道德发展的始终。一定社会时期的道德基本原则是区别于其他道德类型的最根本、最显著的标志。道德的基本原则有以下三个相互联系的基本特征：

（1）从总体上表达道德类型的本质，是区别不同道德类型的显著标志。

（2）指明了道德行为的总方向。道德的基本原则既具有明确的、特定的社会内容和阶级内容，又抽象地概括了人们道德行为的本质属性，是具体性和抽象性的辩证统一，在相应的道德规范体系中居于主导地位。

（3）道德基本原则的命令具有无条件性和相对稳定性，在任何环境和条件下都要求人们必须遵守，不得有任何的违背。

药学职业道德的基本原则是指调整药学人员与其他社会成员、药学人员之间，以及药学人员同社会之间关系的根本指导原则，是道德原则的组成部分。从总体上，药学职业道德的基本原则表达了药学职业道德的本质特征，指明了药学工作领域中道德建设的总方向，贯穿药学职业道德的始终，是衡量药学人员行为和品质的最高道德标准。

二、内容

药学职业道德的基本原则的内容如下：

（一）安全有效原则

药学人员研制、生产和使用药品的目的就是为了防病治病，保障人民身体健康。因此，药学职业道德的基本原则首先就是安全有效。安全是指用于防病治病的药品要安全，绝对不能对人民的健康构成威胁和危害，不能出现致死、致残和致畸等情况。有效，即有疗效，是指药品要能真正起到预防和治疗疾病的作用。安全和有效，既是质量问题，也是对人民群众健康负责的态度问题。保证用药安全有效，关键在于广大药学人员是否具有高尚的职业操守和纯洁的职业良心。如果药学领域生产的药品质量低劣，或者仓库工作人员管理不善使药品霉烂变质，或者经营部门不文明经商，甚至出售假劣药，或者医院的医药工作人员不认真负责、经常出现差错，则药品不仅不能为人民防病治病，反而有损于人民的健康，甚至危及人民的生命安全。因此，药学人员的道德责任重大，提高药品质量、保证药品安全有效，正是药学人员履行这种道德责任的根本要求。

（二）救死扶伤原则

救死扶伤体现了药学人员行为的根本目的，是人民身体健康和社会充满活力的重要保障。为此，药学人员必须竭尽全力生产各种高质量的药品，努力进行新型药物的研制，为人民解除病痛，防止疾病传播与流行，创造稳定而安全的药品保障。不断强化药学人员救死扶伤原则，有利于这一崇高而艰巨使命的完成。

社会主义药学职业道德的救死扶伤是以社会主义的经济制度为基础，同社会主义的政治制度相适应，以马克思主义世界观和价值观为指导，从伦理方面体现出社会主义国家对绝大多数人的权益、人格的尊重和关心等。在社会主义制度下，社会主义生产资料的公有制实现了人与人之间的真正平等，从而决定了药学人员与患者之间是真正的平等关系，决定了药学人员的工作性质是为人民服务。因此，坚持社会主义的救死扶伤原则，对于广大药学人员来说，在很大程度上就是坚持全心全意为人民服务的原则。在当前市场经济条件下，人们思想观念也会多元发展，药学领域出现了一些有悖于药学职业道德的不规范事件。在这种情况下，更需要药学人员坚定不移地遵循救死扶伤原则，要具备强烈的责任心和使命感，关爱生命、珍视生命，不断研制高质量的新药以满足社会和人民的需求。

（三）奉献服务原则

奉献服务是社会主义各行各业不可动摇的道德原则，是一切工作的根本宗旨，这是由社会主义性质决定的。由于药学工作面向的产品（即药品）和服务对象的特殊性，故药学人员应当积极贯彻奉献原则。

奉献服务原则的基本含义包括以下两点内容：

1. 药学行业要为社会主义现代化建设服务

随着我国改革开放的深入和社会主义现代化建设的进行，药学行业同其他各行各业一样获得突飞猛进的发展，已经成为社会主义经济的一个重要产业部门，成为许多省市和地区的支柱产业，为社会主义现代化建设做出突出贡献。作为药学职业道德的基本原则，奉献服务原则要求药学人员一定要有为社会主义现代化建设服务的道德意识，自觉地为社会主义现代化建设服务，自觉地为药学事业的发展贡献自己的心血和力量。

2. 药学人员要全心全意为人民服务

奉献服务原则来源于马克思主义的唯物史观和价值观，它要求药学人员必须具有全心全意为人民服务的精神境界，而药学人员全心全意为人民服务本身就是人生价值的最好体现，因此，药学人员必须把全心全意为人民服务作为工作的出发点和落脚点。而这种奉献精神的基础则是培养药学人员良好的敬业精神。药学人员只有培养自己的敬业精神，才能在工作中自觉地做到全心全意为人民服务。

药学人员要做到全心全意为人民服务，贯彻奉献服务的道德原则，需要处理好以下三个方面的关系：

首先，要处理好个人利益与他人利益、集体利益的关系。在处理个人利益和他人利益的关系上，药学人员要时刻把握先人后己的原则；在个人利益和集体利益的关系上，药学人员要始终坚持集体利益高于个人利益的原则，不断地强化自我的服务意识。

其次，要处理好药学人员和服务对象之间的关系。药学人员所面对的服务对象是一个特殊的社会群体，他们比其他人更需要关心和关怀，更需要体贴、热情的服务。因此，药学人员坚持奉献服务的原则具有重要的现实意义。

最后，要处理好德与术的关系。药学人员首先要有良好的品德，以及正确的人生方向。只有具备这两点，药学人员才有动力钻研专业技术，提高自身的业务水平，才能用先进的科学技术服务于人民。如果药学人员具备精良的技术知识，但缺乏为人民服务的热情和良好的道德素质，也不可能更好地为人民服务。

三、作用

药学职业道德的基本原则是药学职业道德规范体系的总纲和精髓，起着骨干和框架的作用。只有确立了药学职业道德的基本原则，才能确立药学职业道德的整个体系。药学职业道德基本原则的作用是举足轻重的，具体表现为以下几点：

1. 药学职业道德的基本原则在整个药学职业道德规范体系中起主导作用

药学职业道德的基本原则、基本规范和基本范畴共同组成药学职业道德的规范体系。虽然药学职业道德规范和范畴涉及药学职业道德关系的各个方面，但它们无一不受药学职业道德基本原则的领导和制约，而且它们的具体内容都是从基本原则中派生出来的。药学职业道德基本规范的具体内容（简称"七条规范"），即热爱药学，献身事业；勤奋求知，严谨治学；勇于探索，开拓创新；严肃认真，一丝不苟；谦虚谨慎，团结协作；平等待人，文明服务；廉洁奉公，不谋私利。从根本上讲，它们是安全有效、救死扶伤和奉献服务这三项基本原则具体化的行为规范。而良心、荣誉、尊严、责任、信誉和理想等道德范畴（简称"六个范畴"）也是基本原则的体现。也就是说，只有从三项基本原则的基本思想出发，才能深刻理解七条规范和六个范畴的确切含义。简言之，药学职业道德的基本原则是纲，药学职业道德的基本规范和基本范畴是目，只有了解这些基本原则，才能深刻理解药学职业道德的基本规范和基本范畴，才能真正掌握社会主义药学职业道德的真谛。

2. 有助于促进药学人员提高药学职业道德水平和药学职业道德意识

第一，药学职业道德的基本原则为药学人员提高道德修养指明了方向，即发扬社会主义人道主义的救死扶伤精神，尽心竭力地保障人民用药的安全有效，始终做到全心全意为人民的健康服务。

第二，药学职业道德的基本原则为药学人员改进自我的日常行为习惯提供明确的标准。结合安全有效、救死扶伤和奉献服务的原则，在日常工作实践中不断完善自我，有利于提高广大药学人员的药学职业道德水平和药学职业道德意识。

3. 有利于协调药学人员内部以及药学人员与其他行业人员之间的关系

药学职业道德基本原则的贯彻可以大大改善药学人员之间，以及药学人员同其他行业人员之间的关系，使他们在全心全意为人民服务的基础上，形成团结、互助、合作的社会主义新型关系。在社会主义市场经济条件下，药学行业内部的生产企业之间、经营部门之间、药学行业和其他行业之间会有不可避免的竞争。药学职业道德基本原则的贯彻，可以促使这些部门或行业在保障人民用药安全和身体健康的共同目标下，形成有效的责任分担，避免产生恶性竞争，从而促进整个药学行业沿着正确的方向健康发展。

4. 具有较强的道德评判作用

药学职业道德原则既是药学人员从事职业活动的行动纲领，又是社会舆论对药学人员道德行为评价的理论依据。人们将以道德原则为标准，对不道德的药学职业道德行为进行批判，对良好的药学职业道德行为进行赞颂。药学职业道德原则的道德评判作用还体现在，可以让药学人员更好地警惕和防范违背职业道德的不良倾向。毋庸置疑，在市场经济条件下，受各种不良文化思潮的影响，一些违背药学职业道德的现象时有发生，药学行业也存在着群众极不满意的现象和某些不正之风。宣传社会主义药学职业道德的这些基本原则，以教育和规范广大药学人员，提高他们的质量意识，激发他们的奉献精神，发扬我们民族的救死扶伤的人道主义传统，有利于提高药学的整体服务水平。

总之，社会主义药学职业道德的基本原则是药学职业道德规范体系的总纲，有利于提高药学人员的道德意识和道德水平，对药学事业的发展具有积极的促进作用。

第二节 药学职业道德的基本规范

一、含义

规范是指约定俗成或明文规定的标准。药学职业道德的基本规范即广大药学人员在研制、生产、经营、管理和使用等实践活动中应遵循的处理个人与患者之间、药学人员之间、个人与集体之间，以及药学行业与整个社会之间关系的行为准则。同时，药学职业道德的基本规范也是药学人员在从事医药研制、生产、经营、管理和使用等药学实践过程中形成的道德行为和道德关系规律的反映，是一定社会或阶级对药学人员道德行为基本要求的概括，是衡量药学人员道德水平高低的标准和进行道德评价的尺度。

研究和制定药学职业道德基本规范，并且通过各种形式的教育和社会舆论的引导，不仅可以提高药学人员的职业道德水平，具体地指导和约束他们的行为，逐渐让他们形成一定的信念、习惯和传统，而且能促使社会主义药学职业道德思想的形成并转化为药学职业道德品质，从而充分发挥药学职业道德的社会作用。

药学职业道德基本规范是在具体的药学社会实践中逐步产生、形成和发展的。它不是简单的药学人员个人主观意愿的表达，而是由一定的社会经济关系所决定的，是社会经济关系在药学行业实践中的具体反映，是社会客观需求和个人主观认识的统一。药学职业道德基本规范不是永恒不变的，首先，它是一定社会经济关系的反映；其次，它既来自药学行业的实践，又服务于药学行业的实践。因此，药学职业道德基本规范必将随着社会经济关系的变化，随着药学行业实践的变化，随着药学行业客观需求的变化，而进一步发展变化。

药学职业道德基本规范还具有以下几方面的特点：

1. 多样性和稳定性的结合

药学职业道德基本规范是在药学职业道德基本原则的指导下，为调节从事药品的研制、生产、经营、管理和使用等不同类别的药学人员的行为而提出的。由于工作类别的不同，道德的具体要求也会随之有所差异，因此，药学职业道德基本规范首先在内容上体现出丰富性和多样性。但是，这些具体的药学职业道德基本规范又都受药学职业道德基本原则的制约，是药学职业道德基本原则的具体体现，故药学职业道德基本原则的稳定性又使药学职业道德基本规范具有较强的稳定性。

2. 理论性和实践性的统一

药学职业道德基本规范的出现，是一定历史时期的药学职业道德理论和基本观点同当时药学工作具体实践和需求相结合的产物。

例如，1980 年国务院批转的《关于加强药政管理禁止制售伪劣药品的报告的通知》。该通知出台的背景是，当时有些地方出现乱制乱售伪劣药品的现象，坑害人民，破坏社会治安，社会实践中出现了对药学职业道德基本规范的新需求。又如，根据社会实践的需要，为了加强药品监督管理，保证药品质量，保障人体用药安全，维护人民身体健康和用药的合法权益，1984 年，第六届全国人民代表大会常务委员会第七次会议通过并实施的《中华人民共和国药品管理法》（以下简称《药品管理法》），将药学职业道德基本规范的许多内容以法律的形式固定下来，推动了药学职业道德基本规范的落实。再如，随着社会经济以及药品行业的发展，2019 年，十三届全国人大常委会第十二次会议表决通过了新修订的《药品管理法》。这次修订确立了药品管理应当以人民健康为中心，坚持风险管理、全程管控、社会共治的原则，全面贯彻落实党中央有关药品安全"四个最严"要求，将历年来药品领域改革成果和行之有效的做法上升为法律，明确了保护和促进公众健康的药品管理工作使命，充分体现了坚持以人为本、坚持问题导向、坚持尊重规律、坚持国际视野、坚持改革创新、坚持科学发展的鲜明立场、根本遵循和基本要求。所以说，药学职业道德基本规范体现了理论性与实践性的高度统一。

3. 现实性和理想性的统一

药学职业道德基本规范源于药学的具体实践，像热爱药学、献身事业、廉洁奉公和不谋取私利等规范已经为绝大多数药学人员所接受，并在不同程度上身体力行。因此，药学职业道德基本规范具有坚实的社会基础，以及很强的现实性。另外，药学职业道德基本规范具有层次性。例如，当前社会主义初级阶段的药学职业道德基本规范，除了涉及药学人员具体的实践行为规范之外，还应包括药学职业道德教育和道德修养等高层次内容。其中，公而忘私、毫不利己、专门利人、勇于献身等属于共产主义道德规范的内容。因而，药学职业道德基本规范又具有先进性和理想性，这就使得当前药学职业道德基本规范既源于社会主义道德规范的现实，又高于社会主义药学职业道德现实，体现了现实性和理想性的统一。

二、内容

(一) 热爱药学，献身事业

1. 药学事业是一项崇高的事业

药学事业是整个社会主义事业的重要组成部分。它既是社会主义经济的重要产业部门，又事关社会的医药保障；既担负着防病治病，保护人民身体健康的责任，又肩负着提高人口素质，繁衍民族的崇高使命。简言之，药学事业是事关人民身体健康和生命安危，涉及千家万户悲欢离合的大事。正因为如此，药学人员只有具备热爱药学、献身药学事业的精神，才能更好地承担起这一社会重任。

自古以来，国内外所有做出过杰出贡献的药学人员，都是热爱药学工作，献身药学事业的典范。有的人一生潜心于药学研究，有的人放弃功名利禄、矢志药学，有的人淡泊名利、以救人治病为理想，正是这些人的不懈努力和孜孜以求，才使药学事业不断地繁荣和发展。而这些药学人员之所以能献身于药学事业，是因为他们都意识到药学事业是一项崇高的事业。

在我国历史上，南朝齐梁时期的医学家陶弘景受到齐高帝的赏识，齐高帝引荐他为诸王侍读。梁武帝更是以礼相待，但他热心于医药事业还是辞官引退，以拯救病人疾苦为己任，博览本草药性，专心从事医药著述，为后世留下了极有价值的著作。隋唐时期名医孙思邈幼时患病，立志学医，一生扶危济困，献身于医药事业。唐太宗和唐高宗曾多次招他任国学博士、谏议大夫等职位，但都被他谢绝。孙思邈终其一生于所热爱的医药事业，不仅留给后世《备急千金要方》等重要医药著作，更给后世留下了崇高的人道主义的精神。明代医药学家李时珍，遍访名医宿儒，搜求民间验方，常上山采药，向农民、猎人、樵夫和渔民等请教，历时 27 年，三易其稿，完成了举世闻名的巨著《本草纲目》，身体力行地表现了他对药学事业的热爱。人民的好军医华益慰一生不拿患者一分钱，以精湛的医术铸就了一个医者的高尚灵魂。这种境界如果没有神圣的信仰是不可能达到的，而这种信仰就是献身于崇高的医药事业。

从外国医药发展史来看，同样有很多热爱药学事业，献身药学事业的典范。德国的细菌学家、免疫学家埃尔利希就是其中之一。当时传染病流行，无药可治，给人类带来极大的威胁，埃尔利希合成了成百上千种化合物，终于发现 606 号化合物，对治疗梅毒有奇迹般的效果，同时更奠定了化学治疗理论的基础。此外，磺胺药物及抗生素类药物等的发现过程，都体现了医药学家对药学事业的热爱之情。

2. 立志献身是药学人员的崇高理想

药学事业是一项崇高的事业，凡是道德高尚的药学人员都是立志献身于药学工作的有志之士。我国明代学者王守仁曾说过，志不立，天下无可成之事。法国微生物学家巴斯德也曾经说过，立志、工作、成功是人类活动的三大要素，立志是事业的大门，工作是登门入室的旅程，这旅程的尽头，就有成功在等待着，来庆贺你的努力结果。古往今来，许多杰出的药学人员在具体的工作中展示了立志献身药学事业的崇高理想。

著名的国际主义白衣战士白求恩大夫，为了医药事业，为了实践救死扶伤的人道主义精神，放弃了加拿大的优渥的生活条件，毅然走上国际反法西斯的前线。当中国人民处于历史上灾难最深重的关头，他又率领医疗队来到中国，冒着生命危险，深入第一线抢救伤员，并直接指导医疗救护工作。他曾说过，能抢救一个伤员、为伤员减轻一分痛苦，这是我们每个八路军医生的最大快乐！在生命的最后时刻，他还恋恋不舍地说："我十二分惦念的是前方流血的战士，假使我还有一点支撑的力量，我一定要留在前方。"白求恩大夫用自己的生命实践了立志献身药学事业的崇高理想，为后世留下了宝贵的精神力量。

我国著名的妇产科专家林巧稚并不是独身主义者，但她却终生未嫁。原因是，旧协和医院有条不成文的规定，女性医护人员结婚者即作自动退职论处，林巧稚为了在协和医院为女医生争得一席之地，为了事业毅然牺牲了个人幸福，把一生都奉献给了医学事业。林巧稚为我国妇女和儿童的保健事业操劳一生，她亲手迎接了数万个新生命来到这个世界，被尊称为"万婴之母"。林巧稚临终前还一再嘱咐把她的遗体献给医学研究之用，这种伟大的献身精神至今依然为人们所传颂。

立志献身是每个药学人员都应确立的崇高理想。社会主义药学工作的志向应该是全心全意地为人民防病治病，提供安全有效的药物，造福人类，献身于药学事业。只有具备这样志向的药学人员，才能走向成功，才能积极地投身于社会主义的药学事业中，为药学事业的发展作出贡献。

3. 热爱药学事业的道德要求

(1) 树立科学的、积极向上的人生观。人生观是人们对人生目的和人生意义的根本看法和态度。它决定了一个人做人的标准，是把握人生方向、抉择人生道路的指南。对于药学人员来说，进步的人生观是其矢志于药学事业的强大精神支柱。药学人员只有树立正确的人生观，才能真正体会到医药事业的崇高，才能明确人生的方向，懂得生命的价值，并为之不懈地奋斗；同时，药学人员只有确立了科学、进步的人生观，才能正确处理好个人与他人、个人与药学事业、个人与社会的关系，才能在人民需要的时候，为崇高的事业献身。

(2) 树立崇高、远大的理想。理想是人生最美好、最崇高的追求，是人们向往的更高的目标。一个人只有树立起崇高、远大的理想，才能不断地超越自我和完善自我，以强大的内在动力鞭策自己走向成功的彼岸。一个有作为的药学人员一定是树立了崇高、远大的理想，并把自己的理想同社会主义药学事业、同人民防病治病的需要紧密地联系在一起的。随着人类社会的发展，药学科学领域内有很多问题还未解决，摆在药学人员面前的任务依然十分艰巨。如果一名药学人员想在自己的工作中有所创新，不断前进，就必须树立远大的理想，不能安于现状，不能满足已有的成绩，而且要把祖国药学事业和防病治病的需要当成自己奋斗的目标，引导自己不断前行。

(3) 服从组织的安排。任何一项事业的发展，都是在人们合理分工、共同协作的努力下获得的。药学事业也有教育、科研、生产、检验、经营和管理等诸多不同岗位，需要不同的人完成各项不同的任务。这时就会产生个人愿望和社会需要的矛盾。当这种矛盾产生时，广大药学人员应处理好个人利益和社会利益之间的关系，应根据药学事业的需要，服从组织的安排。药学人员要干一行爱一行，在组织安排的岗位上刻苦学习、勤奋工作，为满足广大人民防病治病的需要，为保障人民的健康发挥更大的作用。

(二) 勤奋求知，严谨治学

1. 勤奋求知是时代赋予的神圣使命

药学是一门学科，不仅涉及诸如药理、药剂、药化和生药等专业知识，而且涉及数学、理工和管理等其他众多学科的基础知识，甚至还会涉及一些新兴学科的内容。因此，如果药学人员想掌握药学科学，承担重任，就必须勤奋学习。例如，魏晋医学家皇甫谧在医学等诸多领域都建树颇丰，关键在于他矢志苦学。由于家境贫寒，皇甫谧一直过着半耕半读的生活。他白天在田间劳动，晚上发奋攻读，冬闲时节，更是废寝忘食"不觉日夕"。皇甫谧在中年患风痹症，痛苦异常，但他仍"习览经方，手不释卷"，从而完成了多部颇有价值且流传后世的著作。

勤奋求知也是药学人员成才的必由之路。正如郭沫若所说，形成天才的决定因素应该是勤奋。有几分勤奋苦练，天资就能发挥几分。天资的充分发挥与个人的勤学苦练是成比例的。

1865 年的一个晚上，德国化学家凯库勒在颠簸的马车上做了一个梦，顿时悟出碳链结合的秘密，领悟到苯分子的环状结构；无独有偶，俄国化学家门捷列夫，在梦中看到了他日思夜想的元素周期表。

从表面上看，这些科学家取得成就都具有偶然性，但实质上反映的却是他们勤奋不懈、孜孜不倦的求知精神和具体实践。梦境，只能从另一个侧面说明了他们勤奋求知、日思夜想的极限状态。

2. 严谨治学是药学人员应有的基本素质

药品是用于防病治病的特殊产品，是关系到生命安危，生死攸关的大事。自古就有"用药如用刑""用药如用兵"之说。首先，药品的特殊性决定了严谨治学是药学人员必须具备的基本素质。

我国古代杰出的医药学家无不极力强调要严谨治学。魏晋间著名医学家王叔和指出，"医药为用，性命所系"。强调了医药学家责任重大。东汉名医张仲景在诊察的过程中，更是一丝不苟，只要"一毫有疑，则考校以求验"。孙思邈也批判地指出，"世有愚者，读方三年，便谓天下无病可治；及治病三年，乃知天下无方可用。"李时珍重修《本草纲目》，凡例必一一对正，可见严谨之风。

其次，药学人员只有确立了严谨治学的品质，才能在更好地抓住事业发展中的机遇，进而取得更大成就。

德国化学家李比希一生勤奋，成绩卓著，先后担任吉森大学、慕尼黑大学的教授，在无机化学、有机化学和生物化学等方面都做出突出贡献。1823 年，李比希从海藻中提取碘时剩下一种深褐色的液体，他没有进行化学分析，就贴上"氯化碘"的标签放在一边。1826 年，法国青年学者波拉德做了同样的实验，剩下同样的深褐色液体，并嗅到刺鼻的味道。于是，波拉德对这种液体进行了深入的研究，发现这种深褐色的液体是人们原来还没有发现的一种新元素——溴，并发表了论文。李比希读了波拉德的论文后，拍案惊呼，追悔莫及。于是，李比希小心翼翼地揭下那张写着"氯化碘"字样的标签，并将它贴在自己的床头告诫自己。正是这次教训，让李比希养成了一生严谨治学的优良工作作风，并在以后的研究中取得了卓越的成就。

发现青霉素的英国细菌学家弗莱明，在一间潮湿闷热、灰尘很多的房子里做实验时，发现密封好的培养皿内葡萄球菌生长良好，而有一个没有密封好的培养皿情况异常，落进灰尘的地方生出了蓝绿色的霉菌，在它的周围葡萄球菌被溶化了。弗莱明严谨治学的品质，让他发现了这一细小的变化，正是这一细小的变化创造了震惊世界的青霉素。

3．勤奋求知、严谨治学的道德要求

（1）高度的事业心。事业是人生最富意义的价值追求。有了事业心，就有了勤奋求知的自觉动力。药学人员只有热爱药学事业，树立为药学事业献身的决心，才能激发出自己对药学知识的无限欲望，才能时时产生紧迫感和危机感，才能不断探求新知识，探索新领域。药学人员也只有具有这种高度的事业心，才能以人民的身体健康为重，进而逐步确立严谨治学的良好品质，确保药学人员在事业中不断有所创新。

（2）吃苦耐劳的精神。勤奋学习的道德品质，突出地表现为药学人员的好学不倦，具有吃苦耐劳的精神。药学工作的特殊性、严肃性和艰巨性，都需要药学人员不辞辛苦，以苦为乐，勇敢地面对困难的挑战。历代杰出的医药学家都把吃苦耐劳、勤奋刻苦作为治学的基础。他们为了学习一门科学或解决一个问题，往往废寝忘食、不知疲倦。这种精神是当今的药学人员应当继承的优良作风，药学人员只有具备这种作风和品质，才能以顽强的毅力不断攀登知识的高峰。

（3）生命不息、勤奋不止。人生有限，学无止境。随着药学科学的发展，药学知识的内涵越来越丰厚，药学科学和技术的更新周期也越来越短。同时，随着社会生活和社会环境的变迁，药品也随着人们需求的不断变化，药品研制也需要不断创新。这就要求药学人员必须具有高度的求知欲，生命不息、勤奋不止。这不仅是药学人员适应现代药学工作的需要，也是适应社会竞争的需要。在社会主义市场经济条件下，药学行业也充满了竞争。广大药学人员只有不断学习、不断充实自我，才可能在竞争中站稳脚跟。药学行业的特点和社会的现实决定了药学人员需要有生命不息、勤奋不止的良好道德品质，永不停歇的创新脚步，永不磨灭、攻克难关的意志，永不放弃、再创辉煌的信念，为人类创造更多的幸福。

（三）勇于探索，开拓创新

1. 勇于探索是药学人员的美德

药学是一种技术性较强的行业，药学科学研究的任务是探索事物的本质和规律，从这个角度来讲，药学人员就是科学技术的探索者。因此，是否具备勇于探索的精神是衡量药学人员是否称职的重要标志之一，也是其能否取得事业成就的关键。勇于探索的精神是推动药学人员冲破传统观念和习惯势力的束缚，不断研究新情况、解决新问题的精神动力。

在我国历史上，从传说中的神农尝百草开始，历代医药学家的探索就从未停止过，如人们耳熟能详的李时珍为重修《本草纲目》亲自尝试草药。我国著名的蛇医药专家季德胜更是勇于探索的典范。为了把祖传的蛇药秘方简化成一个服用方便、疗效更高的药品，他将原方中的药物一味味地品尝、鉴定。他凭着直观和原始式的尝药方式，去粗存精、增良剔莠，反复筛选，确定每味药物的性能功效，反复在自己身上试用，让毒蛇咬伤自己的肩部、手臂和足趾等部位，再外敷和内服自己配制的秘方，反复地鉴定自己配制蛇药的疗效。花了近十年的心血，季德胜终于研制出蛇药。

在探索的道路上，国外的医药学家也是如此。法国微生物学家巴斯德为医学研究工作做出卓越贡献。多年来，为了战胜狂犬病，他一直进行把疯狗的唾涎注射到健康兔子身上的实验。一次，因为疯狗不肯直接去咬兔子，巴斯德不顾个人安危，竟亲自用嘴通过吸管从疯狗口腔中吸取唾涎，再把唾涎注射到兔子身上，表现了医药科学中极高的道德精神境界。正是这些医药学家身上具有的勇于探索的精神，才不断地推动医药事业的前行。

当今，研制一种新药是一个极其艰难的过程。一般情况下，一种新药的出现，从化合物的合成、筛选到动物和临床试验，再到批准上市，往往需要许多人几年、几十年，甚至几代人的努力才能实现。这就要求药学人员必须具备勇于探索的精神，有了这种精神，才能激发其坚韧不拔的毅力，才有可能为其所研究的内容带来创新。当今医学领域还有很多难题亟待攻破，一些困扰人们的疾病，至今人们还没有找到特别有效的药物可以完全治愈它，这就更需要广大药学人员继续发扬勇于探索的精神，不断地开拓创新。

2.　开拓创新是药学事业的生命

创新是一个民族进步的灵魂，是一个国家兴旺发达的不竭动力。开拓创新是一切科研人员应具备的重要品质，只有具备开拓创新的精神，才能使我国的社会主义事业不断前进。药学事业的发展也是如此。药学科学技术能发展到今天的水平，正是广大药学科研人员在具体的实践中不断开拓创新的结果。整个药学发展史就是一部药学科学技术的创新史。古往今来，许多医药学家用自己的实践向世人证明：开拓创新是药学事业的生命。

金代著名医药学家刘完素，在遵循古代良方的基础上不断创新，推动了中国中医药事业的发展。以至《四库全书总目提要》说："儒之门户分于宋，医之门户分于金元。"刘完素以《黄帝内经》为学术基础，他不但把《黄帝内经》中的关于火热病致病原因的内容选摘出来，加以阐释，还进一步丰富了《黄帝内经》的理论，如提出了"六气皆从火化"的观点，认为"风、寒、暑、湿、燥、火"六气都可以化生火热病邪，治病，尤其是治疗热性病的时候必须先明此理，才能处方用药。他所创方剂凉隔散、防风通圣散、天水散、双解散等，更是效验颇佳的著名方剂，至今仍被广泛应用着。清代名医王清任，敢于疑古，注重实践，勇于创新，经过 42 年的研究与探索，著成《医林改错》，对古代脏腑的记载作了补充与改正，推翻了前人关于天花病因的胎毒说，认为是一种时行疾病，对活血化瘀有独特的见解，创制了几十种方剂，血府逐瘀汤、补阳还五汤等方剂到今天都很有实用价值。

我国药学人员在防治血吸虫病方面所取得的成就更是不断开拓创新的体现。血吸虫病在我国广大南方曾肆虐数千年，长期困扰着人民的生命安全。"一定要消灭血吸虫病"成为我国亿万人民的共同愿望。1918 年，药学人员首先发现了三价有机锑化合物，酒石酸锑钾是第一个对日本血吸虫（血吸虫病的一种，我国是这一类型的发病区）有较好疗效的化学药物。但是其有很大的副作用，如剧烈呕吐等。之后，我国的药学人员又不断创新，研究合成了二巯基丁二钠和次没食子酸锑钠。但后来研究人员又发现锑剂对心脏的毒性太大，所以继续进行非锑剂抗血吸虫病药的研究，开创了呋喃类药物。1962 年合成的呋喃丙胺为我国首创的非锑剂内服抗血吸虫病药物，并创造了用杀虫药敌百虫治疗血吸虫病的新疗法。1977 年，我国又合成对血吸虫有优异疗效的吡喹酮。血吸虫病的治疗取得重大的突破，正是我国广大药学人员开拓创新的结果。

历代药学人员的实践证明，开拓创新事关药学事业的生命。没有开拓创新的精神，就没有药学事业的发展。

3. 勇于探索、开拓创新的道德要求

(1) 树立马克思主义的真理观和自然观。马克思主义认为，真理是客观的，客观物质世界是不断运动变化和发展的，并且这种变化和发展是无限的。相对于客观物质世界而言，马克思主义认为，受历史条件等限制，每一个时期人的主观认识能力都是有一定限度的。因此，人类对事物规律的认识必然是一个不断发展的、无限的历史过程。树立马克思主义的真理观、自然观，就是要求药学人员认识到科学技术的发展是不断深入、不断创新的无限过程，从而牢固树立探索创新观念，不断发扬开拓创新的精神。

(2) 树立辩证唯物主义的成败观。药学科学技术工作是一项探索未知领域的开创性工作，在实践过程中不可避免地会遇到各种各样的挫折和失败。如果药学人员不能正确看待探索过程中的挫折和失败，势必将影响药学事业的进一步发展。辩证唯物主义的成败观认为，失败和挫折中孕育着成功的因素，失败的意义在于证明当前方法的错误性，同时这也是走向成功的重要一步。只有树立了辩证唯物主义的成败观，药学人员才能正视失败，才能化失败的情绪为前进的动力，才能在总结失败经验的基础上，不断前行，最终走向成功。

(3) 增强社会责任感。药学是一项崇高的事业，事关全人类的身体健康和生命安全。药学科学研究是社会赋予药学人员的神圣使命。因此，广大药学人员必须具有强烈的社会责任感，坚定为药学事业献身的信念。同时，是否具有强烈的社会责任感也是药学人员思想是否成熟的重要标志之一。

(4) 确立正确的成就观。药学科学技术创新是一个艰难的过程。发明一个新药、弄清一个药品的作用机制，甚至改进一个药品剂型都不是一件容易的事。这就需要药学人员有正确的成就观，对自己的工作能有正确的评价和认可，只有这样才能有信心不断地探索前进、开拓创新。

(四) 严肃认真，一丝不苟

1. 严肃认真是药学人员必须遵守的行为准则

药品的使用对象是人，如果药学人员在药品的研制、生产、经销和管理的过程中，缺乏严肃认真、一丝不苟的精神，就很可能对人民的身体健康乃至生命安全造成不可估量的损失。近些年来，药品问题给人类带来的危害早已让人谈之色变。

由于未对药品可能的副作用进行仔细检验，德国曾发生了震惊全世界的"反应停"事件。20 世纪 50 年代，德国的一家制药公司在研究沙利度胺的镇静催眠作用时，发现沙利度胺能有效地抑制妊娠妇女呕吐。之后，沙利度胺（商品名"反应停"）正式上市，被大量生产和销售，有些地区的孕妇甚至不需要医生处方就能购买到"反应停"。

但随之而来的是全球各地出现大量婴儿畸形的报道，沙利度胺因此被很多国家禁止使用并撤出市场。但此时已有十万多名四肢短小形如海豹的婴儿出生，而更多的婴儿胎死腹中。

2006 年我国的鱼腥草注射剂事件也再次发出警示，药学人员必须严肃认真，一丝不苟。2006 年 4 月，湖北省一名 3 岁幼儿在静脉滴注鱼腥草注射液的过程中，出现了过敏性休克的不良反应，不治身亡；5 月，广州艺术圈内一位小有名气的年轻才俊不幸逝世，终年只有 47 岁。在这位艺术家去世的当天早上，他只是感觉有点喉咙痛、发热，但在打了鱼腥草注射液后，就再也没有醒过来。国家药品不良反应监测中心监测的数据显示，从 2003 年到 2006 年 4 月 13 日，该中心共收到的鱼腥草类注射剂严重不良反应病例报告从 52 例猛增到 222 例。短短的几年内，在付出了数条生命的代价后，鱼腥草注射液等注射剂被暂停使用。实际上，鱼腥草注射液可能会引起严重的不良反应，早在 1988 年就引起专家的注意，但由于相关药学人员不够严肃认真，疏忽了对这一制剂的进一步检测和研究，结果让患者付出了生命的代价。

其实，我国历代医药学家很早就强调医药工作需要严肃认真、一丝不苟的态度。

例如，《证类本草》曾记载："夫用药如用刑，刑不可误，误即干人命。用药亦然，一误即便隔生死。然刑有鞫司，鞫成然后议定，议定然后书罪；盖人命一死，不可复生，故须如此详谨。今医人才到病家，便以所见用药。若高医识病知脉，药又相当，如此，即应手作效。或庸下之流，孟浪乱投汤剂，逡巡便致困危。如此杀人，何太容易！"又如，据《霏雪录》记载："葛可久，姑苏人，治方脉术，与丹溪朱彦修齐名，尝炒大黄过焦，悉弃去不用，其谨如此。"再如，南宋名医李杲曾说："处方用药，不得草率从事，或似懂非懂，误人性命。"《古今医统大全》告诫说："至于汤药一物，少有乖谬，便性命及之"，故宜"深思戒慎"。

中华人民共和国成立以后，党和国家非常重视药品的质量，制定了《药品管理法》等一系列相关法律法规，强化了对药品的生产、经营、管理和使用等各个方面的监督管理，并把对药品严格的、科学的监督管理纳入法律框架中，从而保证药品安全有效，维护人民群众的切身利益。

由此可见，严肃认真、一丝不苟既是药学的优良传统，又是广大药学人员必须认真对待的问题，否则，将付出生命的代价。

2. 一丝不苟是药学人员的优良工作作风

药品的特殊性不但要求药学人员在具体工作中要严肃认真，更要求他们在工作的具体细节上做到一丝不苟。在药品生产、经营、管理和使用的过程中，许多差错事故的发生，往往不是技术问题造成的，而是由于工作人员粗心大意，缺乏一丝不苟的优良工作作风造成的。

近年来，药学领域由于药学人员的粗心大意而酿成的悲剧屡见不鲜。

例如，按照规定，医生给患者滴用催产素，应从 0.5％ 的浓度开始滴，如果想增加浓度，则需要进行严密观察。但某医院一名不负责任的医生在产妇生产过程中为其使用了过量的催产素，致使产妇大出血死亡。此事故最终被鉴定为一级甲等医疗事故。再如，某患者因癫痫病发作，医生开的处方是"3.0 g 水合氯醛加 50 mL 水灌肠"，但药剂人员粗心大意把 3.0 g 水合氯醛错看成 30 g。之后，护士在配制时未经核对就把配制好的药品用于患者身上，仅 20 分钟后患者便中毒身亡。由此可见，药学人员在工作中具有一丝不苟作风的重要性。

3. 严肃认真，一丝不苟的道德要求

（1）认真求实，不弄虚作假。药学领域的各个环节都要求药学人员具备严肃的、严格的、严谨的工作态度和工作作风。首先，药学人员要在工作中做到忠于客观事实，绝不弄虚作假。具体来讲，药学人员在工作中决不以次充好，以假作真；决不随意夸大药品的作用，也不能随意隐瞒药品的毒副作用；坚持好就是好，差就是差，合格就是合格，不合格就是不合格。简言之，坚持一切从事实出发，一切从保障人民的健康出发，认真求实，不弄虚作假。

（2）认真操作，绝不敷衍了事。认真操作，尽职尽责是保障药品安全的基础。药学人员在药品研制过程中的认真操作关系药品研发的成功，在生产过程中的认真操作关系药品的质量，在仓储过程中的认真操作关系药品的安全和效用，在使用过程中的认真操作关系患者的健康和生命。因此，在药学工作的任何环节药学人员都要认真操作，决不能敷衍了事。否则，将产生严重后果。

（3）认真检查，防微杜渐。药品事关患者的健康与生命安全，因此药学人员在工作中是认真负责还是疏忽大意，是性命攸关的大事。因此，要做到严肃认真、一丝不苟，减少事故的发生，药学人员就必须认真检查工作的每一个环节和每一个细节，让问题暴露在药品使用之前。只有这样，才能真正做到对人民的身体健康和生命负责；只有这样，才能真正体现药学职业道德所在。

（五）谦虚谨慎，团结协作

1. 谦虚谨慎是药学人员成才的思想基础

谦虚谨慎是药学职业道德的一条重要的行为准则，是药学人员成才的思想基础，也是社会主义药学职业道德对药学人员的基本要求。谦虚不是自卑，也不是虚伪的客气，而是一种虚怀若谷的精神和态度。谨慎是一种为人的态度和作风，强调做事认真和考虑周全。谦虚谨慎作为药学职业道德规范的内容，旨在要求药学人员在工作中要谦恭、虚心、自信而不自满；要严于律己，宽以待人，尊重同行，勇于承认和改正自己的错误。谦虚谨慎作为一种社会美德，在国内外医药历史上被历代医学家所提倡。

例如，孙思邈在《备急千金要方·大医精诚》中将偶然治愈一病，而自以为"天下无双"的医生，比喻为"病人膏肓"，似不可救药的患者一样。陈实功认为对待同道，应该抱"谦和谨慎"的态度，"年尊者恭敬之，有学者师事之，骄傲者逊让之，不及者荐拔之"。

又如，美国生物学家和微生物学家瓦克斯曼领导他的研究生在科研中发现了链霉素，但在后来发表这一成果时，他却将自己的名字署在了几个学生的后面。尽管科学界依然肯定他的决定性贡献，将 1952 年的诺贝尔生理学或医学奖授予了他，但是这件事却凸显了这位医药学家的谦虚礼让的高尚品德。

再如，美国著名科学家塞宾在美国科学院的一次集会上宣布，他发现了疱疹病毒可以引发某些人体的肿瘤。但一年后，他在一次研究班上郑重声明收回之前发表的这一论点及材料，因为这个实验不能重复做出，无法证实其可靠性，而且他把这一声明发表在美国科学院报上。这种勇于承认错误并修正错误的行为，正是一个人谦虚谨慎的道德体现。

2. 团结协作是药学事业发展的必要条件

随着科学技术的不断发展，科技、生产活动的规模和组织形式也在不断扩大和变化，科技、生产活动方式也逐渐由个体劳动发展成为一种社会化的集体劳动。在现代医药的科技活动中，如果要发明一种新药，必然要涉及药物化学、药理学、药物分析、药剂学和医学等诸多学科，需要各方面的专家齐心协力地合作，甚至有的还需要国与国之间的合作。

例如，1990 年美国国会决定投入 30 亿美元用于人类基因组计划。目的在于了解人类所有的基因，弄清楚这些基因在基因组中的位置，即"基因地位"；同时，把每个基因都标在一张图上，形成"基因作图"；以及把基因组所有基因的基本结构——"DNA 序列"弄清楚，最终解读遗传密码。这项伟大的工程是在中国、美国、英国、法国、德国、日本六个国家的团结协作下最终问世的，这就是 2000 年 6 月 26 日公布的人类基因组序图谱草图。由此可见，团结协作对药学事业发展的重要意义。

依靠一个专业研究者的个人奋斗就能完成药品生产全过程的时代已经过去了，科学技术的发展要求团结协作的精神。也只有团结协作起来，发挥科研人员在科研中的互补作用和群体智力的"链式反应"，才能激发出更多的创造力，才能促进他们多出成果、快出成果。因此，团结协作已经成为药学事业发展的必要条件。

3. 谦虚谨慎、团结协作精神的道德要求

（1）要正确评价自己。一个人只有正确、客观地评价自己，才能不断发现自己的不足，才能在与他人共事的过程中表现出谦虚谨慎的美德。正确地评价自己，客观地看待事物，是一个药学人员取得事业成功的重要保障。但真正做到正确评价自己并非易事，这需要药学人员从日常工作生活中的点滴小事做起，时刻提醒自己不骄不躁，不自暴自弃，进而使这种美好品德形成一种职业习惯。

（2）勇于修正错误。人无完人，每个人都需要一面镜子，不断对照完善自己，而这面镜子就是他人。因此，虚心听取他人意见，勇于改正自己的不足，不仅是一种美德，更是不断完善自我、不断进步的重要保障。古人常说的"满招损，谦受益"便是这个道理。因此，药学人员在开拓创新的工作中一定要保持谦虚谨慎的优良美德，永不满足、不断超越自己。

（3）虚心向他人学习。古人云：三人行，必有我师焉。这种虚心向他人学习的品质在今天尤其显得非常必要。因为，在科学技术迅速发展的今天，一个人所需的知识和能力不可能完全通过自我学习而获得。这就需要药学人员除了学习书本知识、社会知识以外，还要学习他人身上的一切优秀品质、美好的个性特征和科学技能。而虚心向他人学习的这种方式，在现实生活中也更加便利和快捷。在向他人学习的过程中，药学人员要注意以诚相待、虚心诚恳、不耻下问。总之，药学人员应在向他人学习中不断提高自身素质，为药学事业多做贡献。

（六）平等待人，文明服务

1. 平等待人是药学人员的高尚道德在药学工作中的表现

平等待人作为社会主义药学职业道德的规范，一方面反映了社会主义生产关系的要求，另一方面也是我国药学传统美德的传承和弘扬。

首先，社会主义生产资料的公有制决定了人与人之间是一种平等的关系，这就要求药学人员在指导患者用药上要一视同仁，严格从患者的实际情况出发，按照科学原则办事，不能将药品的使用作为阿谀奉承的资本和手段；其次，平等待人作为中国传统的药学美德，要求药学人员在对待患者的态度上要一视同仁。我国古代的医药学家从朴素的人道主义感情出发，认为医术是仁术，主张"博施济众"，强调对患者要关心、体贴和爱护。同时强调，对待患者应不分贫富贵贱，普同一等，施以医药，不能对普通人民群众冷若冰霜，而对有权有势者笑脸相迎。正如孙思邈所说："若有疾厄来求救者，不得问其贵贱贫富，长幼妍媸，怨亲善友，华夷愚智，普同一等，皆如至亲之想。"这些传统的朴素的医药道德规范，为历代医学家所遵循，在今天更应该传承。

2. 文明服务是良好的药学职业道德行为的体现

文明服务是在新的历史时期全社会积极倡导的良好工作作风，是社会的一般道德要求在药学行业的具体体现。文明服务的提倡，既是社会进步的风貌体现，也是广大人民群众的现实需求。药学领域是社会的一个特殊领域，它的服务质量和服务水平等细节问题，貌似微小，却关系着人民群众的身心健康。一个微笑，一句关怀，可能给患者带来更大的安慰和精神支持。因此，文明服务非常重要。

在药学工作中，文明服务是指尊重他人、态度和蔼、不烦不躁、言语文明、操作规范、作风严谨、工作有序。文明服务不只是一种手段和服务形式的问题，文明服务要求的是，药学人员真切地从患者的角度出发，设身处地为患者着想，急患者之所急，想患者之所想，把工作落实到每一个细节中。

文明服务看似简单，做好却并非易事。这就要求广大药学人员，一方面，不断地加强自己对药学事业的热爱，加强全心全意为人民服务的意识；另一方面，要从工作的点滴做起，时刻以药学职业道德规范为镜子，使自己的文明服务成为一种自然的职业习惯，从而保障文明服务落到实处。

3．平等待人和文明服务的道德要求

（1）平等待人的道德要求。平等待人是建立一切良好人际关系的前提。没有平等待人的道德行为，就难以形成友好、和谐的人际关系。药学人员与患者、药学人员之间，尽管存在个体的差异以及分工不同，但在人格上都是平等的。确立和实践这种平等关系既是社会主义制度和社会主义道德的必然要求，也是药学行业本身道德规范的要求。首先，确立和实践平等待人的道德品质，有利于药学行业形成良好的工作秩序和和谐的行业氛围；其次，由于药学行业服务对象的特殊性，确立和实践平等待人的道德习惯，有利于缓和药学人员同患者之间的矛盾，有利于社会的进一步和谐。

（2）文明服务的道德要求。社会的文明行为是社会良好风尚的表现，反映了社会的道德状态和道德水平。文明服务也是处理好人际关系的重要保障。就药学行业而言，文明服务不但有利于树立良好的药学职业道德形象，而且有利于处理好各群体之间的关系，保障药学行业的工作秩序。

（七）廉洁奉公，不谋私利

1．廉洁奉公、不谋私利是药学人员必备的道德情操

药学事业肩负着防病治病，解除患者疾苦，保障人民身体健康的重大责任，同时也承担着救死扶伤的责任。在这一特殊的行业中，腐败问题尤其不能被人民所接受。因此，广大药学人员必须具备廉洁奉公、不谋私利的道德情操。

廉洁奉公、不谋私利是我国药学行业的优良道德传统。在我国药学发展的历史上，历代医药学家都坚守着这条道德准则。

例如，《医德十二箴》中提道："医之处世，惟以救人，非为利己，乃业之本旨也。不思安逸，不图名利，惟希舍己以救人，保全人之生命，医疗人之疾病，宽解人之苦患，其外非所望矣。"又如，《仪真县志》对当时医者的记载："对于财，宁可清贫自守，不义之酬当即谢绝而不受。"

古代医药学家的这些美好药学职业道德，对如今的药学人员依然具有良好的典范和警示作用。

在药品市场日益活跃的今天，药学人员应更好地继承廉洁奉公、不谋私利的优良品质，维护药学行业和药学人员的良好名声。

2. 廉洁奉公、不谋私利是药学人员必须遵守的行为准则

当今药学行业被人们喻为"黄金产业"，一些道德水平不高的药学人员将自己的职业当作捞钱的手段，而忘记医药济世救人和为人民服务的根本。一些药学人员利用手中的职权，在药品的生产、经营和使用中获取不当利益，甚至索要患者的钱财。这些行为的存在，一方面会在某种程度上影响药品的质量，危害药品的安全；另一方面会在很大程度上损害药学行业的整体形象，不利于药学行业的进一步发展。因此，继续大力提倡和弘扬廉洁奉公、不谋私利的药学职业道德规范，并以此约束广大药学人员的行为，在 21 世纪的今天，具有重要的现实意义。

3. 廉洁奉公、不谋私利的道德要求

（1）不贪赃枉法，要过好"金钱关"。在药学领域的一些岗位上，药学人员面临着很多金钱的诱惑。这就需要药学人员时刻以药学职业道德规范警示自己，以纪律原则约束自己，严格按照原则办事，决不利用职务之便，贪赃枉法、攫取利益。只有这样，才能确保药品的质量安全和人民的健康安全。

（2）不徇私情，过好"人情关"。药学职业道德的宗旨是全心全意为人民服务，为一己之私，必然有损于人民的利益。对于药学人员来说，由于药品的特殊性，不徇私情更加重要。如果以权谋私，为所谓的"人情"乱开一些禁售药品、限量销售的毒性药品或麻醉药品等，必然会扰乱正常的药品市场秩序，给社会生活造成不好的影响。因此，药学人员在工作中要认真履行自己的职责，自觉抵制行业的不正之风。

（3）安贫乐道，过好"苦乐关"。许多药学人员在日常的工作中，不仅面对着金钱的诱惑，而且受困于自我经济收入的不足。在这种情况下，药学人员必须时刻牢记药学职业道德规范，追求正当财富的来源，坚决杜绝用手中职权和工作之便为己谋私利。因此，药学人员还应该过好"苦乐关"。

三、作用

药学职业道德规范的目的在于，通过规范药学人员的行为，为保障人民的健康服务。药学职业道德规范的作用主要体现在以下三个方面：

（一）约束作用

针对药学工作的不同岗位，药学职业道德规范对广大药学人员日常实践行为提出

了具体的道德要求。它是社会主义药学人员必须共同遵守的行为准则。药学职业道德一方面约束着广大药学人员的行为，另一方面也明确了他们工作努力的方向和行为选择遵循的道德标准。

（二）协调作用

广大药学人员在研制、生产、经营、管理和使用等实践活动中，需要处理好个人与患者之间、药学人员相互之间、个人与集体之间，以及药学部门与整个社会之间的关系。药学职业道德规范的重要作用也体现在对这些关系的协调方面。药学职业道德规范确立了处理这些关系的标准和尺度，从而使药学工作的各领域能够和谐有序地发展。

（三）评价作用

药学职业道德规范是一定社会或阶级对药学人员道德行为基本要求的概括，既是药学人员应当履行的职业道德，又是判断药学人员行为是非对错的标准。此外，药学职业道德规范反映了人民群众对药学人员的要求，是社会广大人民群众意志和利益的集中体现。因此，这种评价药学人员行为对错的标准，具有广泛的群众性和科学性。

第三节　药学职业道德的基本范畴

一、含义

道德范畴是反映和概括人类道德的各种现象及其特性、关系等方面本质的基本概念。它包括三个层面的内容：第一，道德的社会性、发展规律和社会作用的所有概念；第二，反映和概括道德的意识现象、规范现象和活动现象的所有概念；第三，反映个体道德行为和道德品质的所有概念。

一般来说，作为伦理学的道德范畴要同时具备三个特征：第一，它必须反映个人与社会和他人之间最本质、最普遍的道德关系的基本概念；第二，它必须体现一定社会整体对人们的道德要求；第三，它必须是作为一种信念存在于人们内心，并能时时指挥和制约人们的行为。凡是不具备或不完全具备这三个特点的道德范畴都不宜看作伦理学规范体系的道德范畴。

药学职业道德范畴是一般道德范畴在药学职业活动中的应用，也可以说是一般道德范畴和药学职业实践相结合的产物，是药学职业道德实践的高度概括和总结。它既是药学职业道德规范体系的内容，又是药学职业道德规范的补充，其内容受药学职业道德原则的统帅和制约。药学职业道德范畴告诉药学人员在何种范围内的行为是道德的或不道德的，促使药学人员在药学工作实践中自觉尽到道德责任。

药学职业道德的基本范畴则是人们对社会主义药学职业道德最普遍、最本质关系的概括和反映。我国的药学职业道德的基本范畴是在继承祖国传统药学职业道德范畴的基础上，根据伦理学中的一般范畴的原理，结合药学工作实践而形成的独特的范畴。

二、内容

（一）良心与尊严

1. 良心

（1）良心的定义及其本质。良心是与义务密切联系的道德范畴，是一种被人们自觉意识到并隐藏于内心深处的使命、职责和任务，是人们在履行对他人、对社会的义务过程中形成的一种强烈的道德意识。通常，可以从以下三个方面理解良心的本质：

①良心是随着社会生活的发展而形成的一种意识。良心的本质在于，它是个人对社会、对他人的义务关系在人们自我意识中的自觉反映。随着人们在社会生活中自我意识的不断提高，人们逐渐清晰地意识到个人在群体或社会生活中应负有某些职责或使命，进而在内心逐渐形成应当履行某些义务的责任感，以及依据社会要求评价自己行为善恶的能力，由此形成人们的道德良心。

②良心是对社会道德关系的自觉反映。无论是个人的良心或是作为社会集体的共同的良心，都是特定的社会道德关系的自觉反映。正如马克思所说：良心是由人的知识和全部生活方式来决定的。具体而言，首先，道德责任感作为良心的重要方面，是人们在体验和认识到自己对社会和他人的义务中产生和形成的。因此可以说，如果不存在人与人之间的道德关系，就不可能形成道德责任感；其次，良心作为自我评价的道德原则和道德规范，是对一定社会或阶级道德要求的反映，没有一定社会或阶级的道德要求的存在，就不可能形成人们道德上的自我评价能力。

③良心对个人行为的调节作用受具体社会关系的制约。首先，良心是否能够调节个人行为，不仅取决于当时社会的道德状况，而且取决于当时的社会经济和政治关系。如果人们内心的道德责任感符合当时社会的道德状况、经济和政治关系，良心就可以充分发挥对个人行为的调节作用，并形成良好的道德行为；否则，人们就可能做出不道德的事情，使良心和道德背道而驰。

其次，良心只是个人从自我认识出发对道德行为的初次判断，这种判断是否正确，最终还要通过社会道德关系和道德活动来检验。

最后，从药学职业道德中的良心本质来说，良心是药学人员在履行自己职责的过程中形成的对他人和社会应尽义务的自觉反映，是药学人员在内心深处形成的一种强烈的道德责任感。

（2）良心在药学职业道德行为中的作用。良心在药学职业道德行为过程中有重要作用，主要表现在以下三个方面。

①良心在行为发生前，对行为选择的动机起着检查作用。药学人员在履行职责的过程中，在采取具体行动之前，总是要从某种动机出发，对他的行为进行选择。这时，良心的作用便开始发挥。良心会依据职责的具体道德要求，对个人的行为动机进行自我检查，对符合道德要求的动机进行肯定，对不符合道德要求的动机进行抑制或否定，从而保障个人确立正确的行为动机。

②良心在行为进行过程中，起着监督作用。在药学人员的具体行为发生过程中，良心起着监督作用。它对药学人员的情感、意志、信念、行为方式和行为手段进行监督和辨别，对符合道德要求的情感、意志、信念、行为方式和行为手段予以激励和强化，对不符合道德要求的情感、意志、信念、行为方式和行为手段则予以纠正和克服。特别是在药学人员的具体行为发生过程中，出现认识错误、感情干扰，以及行为方式和行为手段失当时，良心便能够纠正自己某种自私欲念和偏颇情感，改变自己行为的方式和方向，以避免产生不良后果，这就是人们常说的"良心发现"。

③良心在行为完成之后，对行为的后果起着反思作用。良心在人们的行为进行过程中，会对履行道德义务并产生良好结果的行为感到满足和欣慰；反之，也会在内心谴责自己，对自己感到不满。对于药学人员来说，由于药品直接关系人民的身体健康，因此他们对良心的反思作用体会更加深刻。良心的反思作用，最终将促使药学人员不断规范和改正自己的行为，使自己逐步符合良心的要求。

（3）良心的道德要求。

①强烈的道德责任感。强烈的道德责任感既是良心的重要方面，又是良心必然的道德要求。这种情感是建立在药学人员热爱药学事业的基础上，是药学人员深刻认识药学事业的使命和责任感的反映。在这种情感的驱使下，药学人员会把药学事业看成和人民的生命攸关的崇高事业，进而为药学事业勤奋进取，甚至献身。

②不断自省的能力。良心也是人们意识中的自我评价方式。药学职业道德中的良心是指药学人员以高度负责的精神，对自己行为的善恶价值进行判断和评价。一个人良心的养成，需要从生活工作的点滴做起，在生活工作中不断地省察，不断地对自己提出"这样做会有什么后果吗？"等问题，从而养成药学职业道德所需要的良心。

2．尊严

（1）尊严的含义及内容。尊严是药学职业道德的重要范畴，是和荣誉范畴相关联的道德意识和道德心理概念。尊严作为个人意识，是指个人对自己存在的社会价值的自我肯定；尊严作为个人情感和心理，是指个人由于认识到自己的社会价值而产生的自尊心或尊严感。

药学职业道德的尊严是指药学人员在履行自我职责的过程中，由于认识到自己所从事事业的价值而产生的光荣感、自尊心或尊严感。药学职业道德的尊严主要包括以下内容：

①药学人员对药学事业要有自尊心和自信心。药学人员要认识到自己所从事的药学事业是一项崇高的事业，是一项具有重要社会作用和价值的事业，并由此确立自己的自尊心。同时，药学人员还要以坚定的自信心，勤奋好学、兢兢业业、谨慎认真地做好本职工作。自尊心和自信心是一个人能取得事业成功的重要条件，药学人员更是如此。

②药学人员不能妄自菲薄，失去人格尊严。药学人员在工作实践中必然会遇到各式各样的困难，这时不可自暴自弃、妄自菲薄，失去人格的尊严。药学人员要始终坚信自己的事业是有利于人民和社会的伟大事业，具有重要的社会价值和意义。药学人员要树立坚定的信念，带着自豪感和光荣感从事自己的工作。即使遇到困难，也要在这种信念的指导下，顽强地克服困难，推动药学事业的前进。

③药学人员要追求真理，做到正直、公正。药学事业事关人民的健康和生命安危，责任重大。因此，每一名药学人员都应树立坚持真理，做事正直、公正的高尚品德，时刻以维护人民的健康利益作为事业的出发点和落脚点，决不能利欲熏心、欺骗或坑害人民，否则自我的尊严就会荡然无存。

（2）尊严的作用。

①对个人行为有控制和支配作用。药学人员有尊严，就会产生自尊心与自豪感。在具体的工作实践中，尊严可以引导药学人员谨慎认真、充满热情地努力工作，即药学人员通过自我的行为实践来维护药学职业的尊严。因此，尊严对个人行为有控制和支配作用，促使药学人员在工作中选择符合职业尊严的行为。

②调节药学人员之间、药学人员与患者之间、药学人员与社会之间的关系。尊严感能促使药学人员在具体的工作中正确处理与其他药学人员之间、与患者之间以及与社会之间的关系。尊严能够促使药学人员为维护和实践自我的尊严而认真负责地工作，并自觉按照药学职业道德的规范处理工作中的各种关系。

③在国际交流中维护国家和行业的尊严。尊严在改革开放的今天更具现实意义。它要求广大药学人员在对外技术和人才等方面的交流中，时刻维护国家、民族和药学行业的尊严，不能崇洋媚外、丧失国格和人格，更不能做损害人民利益的事情。

总之，尊严对药学人员个人品德的修养、个人行为实践，以及处理工作中的各种关系都具有重要的作用和意义。

（3）尊严的道德要求。

①自尊、自信、自强。尊重自己是获得尊严的前提。如果药学人员想有尊严并保

持尊严，就必须在自信的基础上，不断进取、努力奋斗，不断提升自己的业务水平和服务水平。只有这样，药学人员才能真正拥有尊严。

②团结协作、互尊互爱。只有尊重他人，才能获得他人的尊重。因此，尊重的获得是相互的事情。这就要求药学人员在具体的工作实践中，要尊重每一位同事和每一位患者，主动协调人与人之间的关系。只有这样，药学人员才能获得他人的尊重，进而收获尊严。

（二）责任与义务

1. 责任

（1）责任的含义与内容。责任是指一定社会或阶级，基于特定的社会历史条件，按照有关法律、政治规范和伦理准则的要求应承担的职责和义务。责任范畴源于社会现实关系。马克思主义伦理学认为，在人们的社会交往中，之所以存在这样或那样的责任关系，是由社会物质生活条件及人们在社会关系中所处的地位决定和要求的。

药学职业道德中的责任是指药学人员对患者、对同行、对社会应尽的责任和义务，以及对这种责任和义务的认识。药学人员只有明确自己的道德责任，才能产生强烈的责任感，才能形成指导行为实践的自觉动力。药学职业道德中的责任，是从药学人员与服务对象及药学人员与社会的关系中产生出来的，是社会道德责任感在药学领域的具体体现和反映，它既是药学人员对其服务对象和社会所负的道德责任，又是药学职业道德基本原则和基本规范对药学人员的具体要求。药学职业道德中的责任主要包括以下三个方面的内容：

①热爱药学事业。药学事业是十分崇高的事业。凡是选择了以药学为职业的人都应该无限热爱自己所从事的职业，在事实和道义上都要履行为患者健康服务的义务。药学人员工作的根本目的是防病治病、保障人民身体健康，要实现这一根本目的，药学人员就必须热爱药学事业，具有高度的事业心和责任心。

②具有高度的使命感。药学人员应把为患者服务看作应尽的道德义务，而不是看作对患者的慈悲和怜悯，更不能将其当作牟取私利的手段。社会主义药学职业道德的基本要求是：药学人员要具有高度的使命感、忠于职守、为人民的健康服务。药学人员应当把解除患者的痛苦看作义不容辞的道德使命，并认真负责、一丝不苟地完成。

③把对人和对社会的道德责任相统一。在我国医药史上，有许多医药学家提倡把"救人"与"济世"统一起来，这对人民的健康和社会进步起到一定的积极作用。在社会主义条件下，药学人员更应该把两种道德责任统一起来。这就要求药学人员在具体工作中要确立对这两种责任关系的正确认识，即对患者负责就是对社会负责，只有使广大人民具有强健的身体、充沛的精力，社会主义现代化建设才能有更多的人力支持；同时，社会主义医药事业的发展，也会为保障人民身体健康提供更多的支持。

（2）责任的作用。

①有利于增强药学人员的使命感。药学人员只要明确自己的道德责任、自己的工作方向和任务，就会产生发自内心的自我要求，成为推动其努力工作、积极进取的自觉动力。一个道德责任感很强的药学人员，即使在无人监督，没有任何社会强制压力的情况下，也能自觉履行自己的道德责任。

②有利于培养药学人员的事业心，使药学人员个人的兴趣爱好与社会需求相统一。药学人员在履行道德责任的过程中，有时会遇到个人兴趣和愿望同具体工作实际之间的矛盾，如工作岗位不符合自己的理想，参加的科研项目不符合自己的兴趣等。这时，就要求广大药学人员从道德责任出发，为了人民群众防病治病的需要，自觉服从工作安排。这就是道德责任作用的体现。

2. 义务

（1）义务的含义。义务是指一定社会中的个人或团体，在一定的信念和道德感的驱使下，需要自觉承担的对他人及社会的责任。

药学职业道德中的义务是指广大药学人员在药学职业道德责任感的驱使下，需要自觉承担的对患者、对他人及对社会的责任。

（2）药学职业道德范畴中义务的内容。

①为人民防病治病的义务。实行社会主义人道主义的救死扶伤，是药学人员必须遵守的基本道德原则。保障人民身体健康、全心全意为人民防病治病，是药学人员的一切工作的出发点和落脚点。因此，药学人员只要选择了药学这一职业，就必须承担为人民防病治病的义务。

②对患者解释说明的义务。药品是一种特殊的商品，药品的使用过程除了慎重之外，还应当对患者做到信息透明。患者有权知晓自己所用药品的名称、原理、使用规则、注意事项，以及药学人员选择这种药品的理由。这既是患者的权利，又是药学人员的义务。

③为患者保守秘密的义务。为患者保守秘密，是尊重患者的体现，也是药学人员的必备素质。由于治疗的需要，患者会向药学人员提供全面的病情状况，有可能涉及个人隐私。从药学职业道德层面来说，药学人员不能随意泄露患者的隐私，更不能以此作为闲谈的资本，任意宣扬。这是药学人员对患者的基本尊重，也是最基本的药学职业道德。

④应承担的社会义务。我国是社会主义国家，药学人员具有救死扶伤、实行革命的人道主义责任，因此理应承担社会义务。药学人员应承担的社会义务主要有预防保健义务、宣传普及药学科学知识的义务，以及发展药学科学的义务等。

（三）荣誉与信誉

1. 荣誉

在伦理学中，荣誉是指对道德行为的社会价值所作出的客观评价和主观意向。荣誉包括两个方面的含义：一方面是指社会用以评价人们行为的价值尺度，即一定的社会集团对人们履行道德行为的肯定和褒奖；另一方面是指对个人行为的社会价值的自我意识，即个人对自我履行道德行为的价值肯定，体现为个人内在的荣誉感。这两个方面是相互联系和相互影响的。

（1）荣誉的含义。药学职业道德的荣誉是指药学人员履行了对社会和患者应尽的责任后，得到的社会和患者的赞扬和肯定，也是指药学人员在此过程中感受到的个人荣誉感。

荣誉是一个历史范畴，不同时代、阶级和社会对荣誉有着不同的理解。每个社会集团都有它自己的荣辱观。在封建社会，荣誉是同权力联系在一起的，权力越多，荣誉就越大。在资本主义社会，资产阶级把荣誉归结为金钱和财富，谁的财富越多，谁的荣誉就越大。在社会主义社会，荣誉观和一切剥削阶级的荣誉观是根本对立的。社会主义的荣誉观是与社会主义道德联系在一起的，它的显著特点是以集体主义为基础。在社会主义条件下，评定人们荣誉的尺度不再是权力和财富，而是诚实的劳动和对社会主义事业的贡献，乃至对世界和平发展的贡献。在此情况下，社会主义药学人员把保障人民的身体健康和为药学事业的发展作出贡献作为最大的荣誉。具体而言，就是通过忠实履行自己对社会、对患者的道德义务，用自己的诚实的劳动赢得人民和社会的赞誉和肯定。

（2）荣誉的作用。

①荣誉对药学人员的道德行为起社会评价作用。荣誉通过社会舆论对药学人员的道德行为做出社会评价。这种评价以社会舆论为媒介，通过社会舆论来表现社会支持什么、反对什么，促使药学人员关心自己的行为所带来的社会效果，进而促使其努力工作，全心全意地为人民的健康服务。

②荣誉能够培养个人的耻辱感与自尊心。荣誉可以使药学人员在具体的工作实践中，明确什么是荣誉，什么是耻辱，并促使其不断地通过诚实劳动使自己获得荣誉，坚决避免损害集体或他人利益的可耻行为。同时，荣誉的获得也会增强一个人的自尊心和自信心，会更好地鞭策药学人员时刻以全心全意为人民防病治病为己任，将本职工作做好。

③荣誉是一种精神力量。在一定的条件下，荣誉对社会物质生活的发展会产生积极的或消极的影响。争取荣誉、避免耻辱，是人们共同的心理。因此，药学人员关心荣誉会促使其努力工作、热忱服务，取得社会和患者对自己的赞扬和肯定。而个人在

获得荣誉的同时，也相应地为社会的发展作出贡献，有利于社会物质文化的进一步发展。同时，药学人员必须树立正确的荣誉观，即在荣誉面前应该谦虚谨慎，把荣誉当作更好地为人民健康服务的动力，当作对自己辛勤劳动、尽职尽责的一种承认和鼓励，当作对过去工作的一种总结和评价，药学人员决不能把荣誉看作是自己努力工作的最终目的。荣誉不是资本，也不是交换的筹码，而是鞭策药学人员不断前进的一种力量。如果药学人员树立了正确的荣誉观，就能把社会主义药学职业道德的基本原则和基本规范变成内心的信念和要求，并且会把这种信念和要求自觉地转化为相应的道德行为，不断地改善自己的服务态度，提高自己的服务质量；反之，如果药学人员没有树立正确的荣誉观，必然会降低自己的道德行为标准，工作马虎、不负责任，有可能在工作中出现差错和事故，进而给患者和社会带来不可挽回的损失。

2. 信誉

(1) 信誉的含义。信誉是指个人或社会集团履行承诺和义务的水平，以及他们在人们心目中的可信任程度。它是一定道德观念、道德情感、道德意志和道德行为在个人意识中的统一。讲究信誉是职业道德的重要内容，也是个人道德品质修养的重要方面。

药学职业道德中的信誉是指药学人员在履行对患者和社会的道德责任过程中所形成的实事求是、诚实无欺的道德良心和自我评价能力，它既是药学人员对患者和社会的强烈责任感的表现，又是药学职业道德原则、规范在药学人员意识中形成的稳定的信念和意志。

我国药学行业有两个著名信誉的典范。一是北京的同仁堂，二是杭州的胡庆余堂。北京同仁堂的自律准则是"修合无人见，存心有天知"，提醒着同仁堂的每一位药师和制药人员即使在无人监督的情况下，也要坚持诚实守信的原则，保证药品的质量和效果，不做任何对不起良心的事情。这也是同仁堂能够历经风雨，长盛不衰的原因之一。胡庆余堂的上方挂着一块大匾，上书"戒欺"两个大字，他们认为"药业关系性命，尤为万不可欺"，所以他们很重视精选药材配制中药，以保障信誉。如以前胡余庆堂用自办鹿场养的鹿配制全鹿丸，每次杀鹿，事先沿街鸣锣，以示真材实料。

(2) 信誉的作用。

①在药学人员做出某种行为之前，信誉起选择作用。药学人员在对自己的行为进行选择时，既受外界条件的制约，又受内在信誉信念的支配。药学人员在做出某种职业行为之前，信誉之心促使其对行为的动机进行自我检查，对符合药学职业道德要求的动机予以肯定，对不符合药学职业道德要求的动机进行抑制或否定。在一般情况下，药学人员的内在信誉信念、不允许药学人员的行为违背自己的职业道德观念。因此，信誉可以促使药学人员选择有利于社会和患者的真诚行为。

②在药学人员的道德行为过程中，信誉起监督作用。对于药学人员产生的不符合

职业道德要求的异常情感、私欲和邪念，其内在信誉信念能制止并及时改变药学人员的行为方向和方式，以避免产生不良后果。广大药学人员常常处于独自工作或单独与患者接触的情况下，信誉监督作用就尤为重要。

③对于药学人员的行为后果，其内在信誉信念能促使其做出肯定或否定的判断。如果药学人员诚实守信，通过自己的诚实劳动给患者带来健康和幸福，就会在良心上感到某种满足；当药学人员的欺骗行为违反了职业道德的要求、损害了社会利益，并给患者造成痛苦和不幸时，药学人员就会感到内疚与羞耻，受到良心上的谴责，从而促使自己改正道德行为中的错误，积极挽回不良影响，重塑信誉形象。

（四）理想与态度

1. 理想

（1）理想的含义和内容。理想是人生的奋斗目标，是人们对未来的一种有可能实现的目标的想象。理想和幻想、空想、妄想等有本质的区别。首先，理想具有客观必然性。理想是根据现实实际所设定的、符合事物发展规律的目标。理想经过努力是可以实现的。其次，理想具有社会性。理想是人类特有的一种精神现象，它的设定受社会现实的制约。最后，理想具有阶级性。理想是一种社会意识，是社会经济关系的反映，因此在阶级社会中，理想必然会打上阶级的烙印。

理想具有不同的类型：从内容上划分，理想分为生活理想、职业理想和道德理想等；从理想所属的人群划分，理想分为社会理想和个人理想；从理想的奋斗时间划分，理想又分为近期理想和远期理想。

药学职业道德中的理想主要是指职业理想，即药学人员对事业的向往和追求，具体内容包括以下两个方面：

①药学人员对自己所从事的职业所要取得的成就或目标的追求。这主要表现为药学人员渴望通过医药实践活动实现自己理想和抱负的心理和意识，以及以此为动力产生的对药学事业的无限热爱和献身精神。

②药学人员对自己应达到的道德境界和道德理想人格的目标追求。

（2）理想的作用。

①理想为药学人员的实践活动提供了奋斗目标。药学人员一旦确立了职业理想，在实际工作中便有了奋斗的目标。这一理想会成为他努力奋斗的精神动力，使他能够有信心和勇气克服一切困难。

②理想为药学人员提供了前进的动力。理想总是比现实更美好，对这一美好目标的憧憬会成为药学人员前进的动力，使他在任何困难时刻只要想到这一美好目标，就能产生无限的精神动力，驱使自己奋力向前。

③理想有助于培育药学人员强烈的职业责任感。药学人员在具体的实践过程中，

在理想的号召和引导下，必然会逐步树立职业责任感，这种职业责任感会随着理想目标的实现而越来越强烈。同时，这种职业责任感的形成也将促使药学人员为祖国药学事业多做贡献。

2. 态度

（1）态度的含义。态度是指人们在自身道德观和价值观的基础上对事物的评价和行为倾向。态度有三个方面的构成要素，即对外界事物的内在感受、情感和意向。内在感受、情感和意向三个要素是协调一致的，激发态度中的任何一个要素，都会引发另外两个要素的相应反应。当三个要素不协调时，情感要素往往占有主导地位，决定态度的基本取向与行为倾向。

态度中的内在感受是指个体对事物存在的价值或必要性的认识，它包括道德观和价值观两个方面；态度中的情感是指和人的社会性需要相联系的一种较复杂而又稳定的评价和体验，它包括道德感和价值感两个方面；态度中的意向是指个体对于某种行为、目标或价值观的内心倾向或意愿，它反映了个体对特定事物的动机、愿望或意图。

药学职业道德中的态度是指药学人员在具体实践中表现出来的对药学行业和本职工作的评价和行为倾向。药学职业道德中的态度包括以下三个层面：

①药学人员对药学行业和本职工作的总体内在感受，这种感受主要是指对药学行业和本职工作的社会价值的认可。

②药学人员在具体实践中的情感表露，这种情感具体表现为喜欢或厌恶，爱或恨等。

③药学人员在具体实践中的行为倾向。

以上三个层面相互联系，协调一致。

（2）态度的作用。

①正确的态度有助于增强广大药学人员的使命感，促使其更加热爱药学事业。正确的态度建立在药学人员对药学行业和本职工作的价值肯定之上。药学人员一旦具有了正确的态度，必然会从内心感受到药学事业的崇高与伟大，从而更加热爱药学事业并献身于其中。

②正确的态度能协调药学人员与他人之间的关系。药学人员树立正确的态度，在具体的工作中表现为对本职工作的喜爱，以及洋溢于内心的积极热情。这种情感的存在，会使药学人员对患者更有同情心、对他人更有尊重感、对社会更有贡献欲，从而使调药学人员与他人之间的关系更加和谐。

③正确的态度有助于推动广大药学人员不断提高药品质量，改善服务态度。

在药学人员的实践中，药学人员的正确态度体现为具体的行为倾向，即以为人民防病治病为目的，不断提高药品的质量，保障药品的安全有效，全心全意地为人民服务。

（五）纪律与作风

1. 纪律

（1）纪律的含义。纪律是指社会的各种组织（如政党、政府机关、军队、团体、企业事业单位、学校等）规定其所属人员共同遵守的行为准则，包括履行自己职责、执行命令和决议、遵守制度、保守国家秘密等。纪律作为一种人们的行为规则，是伴随着人类社会的产生而产生的，伴随着人类社会的发展而发展的，因此，纪律具有历史性的特点。在人类社会出现阶级以后，纪律又打上阶级的烙印。纪律作为维持人们一定关系的规则，要求一定的集体成员必须执行。因此，纪律又必然带有强制性。纪律是以行为的限制、以服从为前提的。

社会主义纪律是在社会主义条件下形成和发展的，是工人阶级和人民群众的意志和利益的反映。社会主义纪律与一切剥削阶级的纪律有着本质的区别，有着自己独特的特点。在剥削制度下，一切剥削阶级为了维护它的政治统治，获得经济利益，就要强迫被剥削阶级按照他们的意志进行活动，也就必然制定出符合它的意志和利益的纪律。例如，奴隶主和封建地主用皮鞭和棍棒强迫奴隶和农民进行劳动，让他们服从统治。在社会主义制度下，广大人民是国家的主人。社会主义纪律是以生产资料公有制为基础，体现为全体劳动者共同遵守并保障社会主义生产、生活秩序的行为准则。社会主义纪律是维护最广大人民利益、推动社会主义现代化建设事业的根本保证。社会主义纪律的最主要的特征是自觉性，所以社会主义纪律也叫作自觉纪律。

药学职业道德范畴中的纪律是指为维护国家和人民的利益，保障药学行业各项工作的顺利进行，而要求药学人员必须遵守的规章和条文。纪律作为对药学人员行为的规范，具有强制性，要求大家必须执行。

（2）纪律的作用。

①纪律有利于药学人员自觉履行药学职业道德规范，全心全意为人民防病治病服务。纪律既是药学职业道德规范的补充，又是药学职业道德规范的延伸。纪律以其强制性的特点，对药学人员遵守道德规范增加了威慑和强制约束的力量，从另一个方面保障了药学职业道德规范的执行。

②纪律有利于减少药学行业的不道德行为，保障药学行业的正常秩序。道德不具备强制力，所以只靠道德的调节力量难以完全净化药学行业的不道德行为。这时，纪律的作用就凸显出来。纪律具有强制性、必须服从性以及违者惩罚性等特征，一方面可以对药学行业中不道德的行为进行惩处，另一方面可以威慑不道德行为的出现，进而保障药学行业的良好规范以及正常秩序。

2. 作风

（1）作风的含义。作风是指在思想、工作和生活中表现出来的比较稳定的态度或行为风格。作风主要有三种类型：一是思想作风，即人们在思想和意识形态中表现出来的思想风格，如实事求是、严谨认真、脚踏实地、好高骛远等；二是工作作风，即人们在工作中表现出来的做派和风格，如大胆泼辣、稳健平实、粗枝大叶、严谨细致、举重若轻等；三是生活作风，即人们在生活中表现出来的做派和风格，如浪漫、踏实、热情、冷淡等。作风的形成是一个日积月累的过程，同时也是内心信念形成的过程，这是作风具有稳定性的原因所在。

药学职业道德中的作风主要是指药学人员在思想和工作方面表现出来的比较稳定的态度或行为风格。具体而言，思想方面主要是实事求是的作风，工作方面主要是严谨认真的作风。药学职业道德中的作风是在药学发展的历程中逐渐形成的，是药学职业道德在具体行为中的体现，也是药学人员内心信念的体现，具有较强的连续性和稳定性。

（2）作风的作用。

①实事求是、严谨认真的作风有助于药学人员养成认真负责、一丝不苟的工作精神。实事求是、严谨认真的作风可以使药学人员在具体实践的各个环节中，具有认真负责、小心谨慎、一丝不苟的工作精神和行为动向。临床实践表明，药学工作中出现的问题，80％是由于药学人员粗心大意、草率从事、不按规则办理造成的。因此，药学人员在工作中的实事求是、严谨认真的作风具有很重要的意义。

②实事求是、严谨认真的作风有助于药学人员增强道德修养，提高服务质量。实事求是、严谨认真的作风不仅是药学职业道德的要求，更是现实工作的需要。这一作风是确保药品生产、经营、管理和使用等各个环节质量的关键，是确保药品安全有效的基础，同时也是不断提高个人道德修养的重要手段和途径。药学人员具有实事求是、严谨认真的作风有利于提高自己的责任心，使自己在工作中兢兢业业，不断提高服务质量。

（3）作风在药学工作中的道德要求。

①实事求是的作风。实事求是不仅是药学人员必须遵循的基本道德和实践原则，而且是药学人员成才的关键。药学人员只有确立了实事求是的作风，才能脚踏实地，从自己的实际出发，不断研究新情况、解决新问题。而背离了实事求是的作风，只能是自欺欺人，给工作带来不可挽回的损失。实事求是的作风在药品的研制和生产过程中显得尤为重要，药学人员只有坚决贯彻实事求是的作风，才能真正保障药品的质量以及人民用药的基本安全。

②严谨认真的作风。严谨认真的作风和工作态度事关人民群众用药安全，是药学职业道德规范对药学人员的基本要求。药学人员只有具备严谨认真的作风，才能减少和避免各种人为医药事故的发生，真正做到为人民服务。同时，药学人员具备严谨认真的作风也有利于自身的成长，在科研及其他工作中抓住可能出现的机遇，为自己更

好的发展铺平道路。

三、作用

药学职业道德基本范畴是药学职业道德基本原则和基本规范的具体体现，它在药学职业道德规范体系中占有重要地位，对广大药学人员的道德实践和道德修养具有重要的指导作用。药学职业道德基本范畴主要体现在以下三个方面：

（一）它是药学职业道德规范体系的重要组成部分

药学职业道德基本范畴作为药学职业道德关系的反映，受药学职业道德基本原则和基本规范的制约，并从属于药学职业道德原则。也就是说，药学职业道德基本原则是药学职业道德基本范畴的基础，而药学职业道德基本范畴是药学职业道德基本原则的体现媒介，没有道德的基本范畴，就无法体现道德的基本原则。例如，如果药学人员没有职业理想和良心，他就不会热爱药学事业，更不可能全心全意为人民服务。

（二）它是药学职业道德基本原则和基本规范在一定的社会条件下的具体反映

药学职业道德基本范畴可以把客观的、外在的药学职业道德要求转化为药学人员主观的、内心的药学职业道德意识，促使广大药学人员内心产生一种动力，监督自己按照一定的药学职业道德要求，不断调整自己的道德行为，自觉实践药学职业道德基本原则和基本规范。例如，我国历代的医药学家把仁爱、慎独等药学职业道德要求转化为自己内在的道德，对患者一视同仁、一心赴救。在中国特色社会主义新时代的今天，广大药学人员在实践中把药学职业道德的良心、责任等范畴要求变为自己自觉的道德行为，一切从人民的利益出发，全心全意地为人民的防病治病服务。

（三）它为药学人员的道德修养和评价提供了依据

药学职业道德基本范畴是对药学职业道德关系和道德行为的概括和总结，因而它又成为药学人员道德修养和道德评价的依据。从药学职业道德的规范体系来看，基本范畴体现了药学人员对人民、对同行、对社会等道德关系认识的深化。同时，这些基本范畴也是药学人员认识自己的道德行为、形成高尚的道德品质、树立道德理想的反映。这种理论概括对医药学人员的道德实践具有深刻的指导作用。药学人员依据这些基本范畴，进行自我道德修养和道德评价，有助于把外在的道德要求转化为内在的道德信念，从而支配自己的道德行为，培养良好的道德责任感。

练 习 题

一、名词解释

道德的基本原则＿＿＿＿＿＿＿＿＿＿＿＿＿＿＿＿＿＿＿＿＿＿＿＿＿＿＿＿

药学职业道德规范＿＿＿＿＿＿＿＿＿＿＿＿＿＿＿＿＿＿＿＿＿＿＿＿＿＿＿

道德范畴＿＿＿＿＿＿＿＿＿＿＿＿＿＿＿＿＿＿＿＿＿＿＿＿＿＿＿＿＿＿＿＿

良心＿＿＿＿＿＿＿＿＿＿＿＿＿＿＿＿＿＿＿＿＿＿＿＿＿＿＿＿＿＿＿＿＿＿

药学职业道德的尊严＿＿＿＿＿＿＿＿＿＿＿＿＿＿＿＿＿＿＿＿＿＿＿＿＿＿＿

责任＿＿＿＿＿＿＿＿＿＿＿＿＿＿＿＿＿＿＿＿＿＿＿＿＿＿＿＿＿＿＿＿＿＿

义务＿＿＿＿＿＿＿＿＿＿＿＿＿＿＿＿＿＿＿＿＿＿＿＿＿＿＿＿＿＿＿＿＿＿

荣誉＿＿＿＿＿＿＿＿＿＿＿＿＿＿＿＿＿＿＿＿＿＿＿＿＿＿＿＿＿＿＿＿＿＿

信誉＿＿＿＿＿＿＿＿＿＿＿＿＿＿＿＿＿＿＿＿＿＿＿＿＿＿＿＿＿＿＿＿＿＿

二、单项选择题

1. 在药学职业道德的基本原则中，哪项原则应该放在第一位？（　　　）。

    A. 安全有效原则　　　　　　　B. 救死扶伤原则

    C. 奉献服务原则　　　　　　　D. 公平竞争原则

2. 关于药学职业道德基本原则的描述，哪项是错误的？（　　　）。

    A. 它在整个药学职业道德规范体系中起主导作用

    B. 它具有较强的道德评判作用

    C. 它是药学职业道德规范体系的总纲和精髓

    D. 它是药学职业道德规范体系的目，必须深刻理解

3. 药学职业道德规范是（　　　）。

    A. 判断药学人员行业是非、善恶的标准

    B. 判断药学人员能力大小、水平高低的标准

    C. 判断药学人员职务评级的标准

    D. 判断药学人员理论和实践是否统一的标准

4. 药学人员在为服务对象服务时的道德规范不包括（　　　）。

    A. 济世为怀，清廉正派　　　　B. 谦虚谨慎，团结协作

    C. 严谨治学，明理术精　　　　D. 仁爱救人，文明服务

5. 下列哪项不是药学职业道德规范的作用？（　　　）。

  A. 评价作用   B. 约束作用

  C. 协调作用   D. 经济杠杆作用

6. 药学人员在为患者服务时的错误做法是（　　）。

  A. 要尊重患者的人格，但对人格障碍的患者例外

  B. 要对所有患者一视同仁

  C. 要以精湛的技术服务于患者

  D. 发现霉烂变质的药品要立即销毁

7. 下列不符合药学人员之间相处规范的是（　　）。

  A. 药学人员之间要取长补短

  B. 药学人员之间存在竞争，要保留自己的成功经验

  C. 药学人员要正确对待自己，合理评价他人，不要自我吹嘘

  D. 药学人员要淡泊名利，甘做人梯

8. 体现药学人员对社会职业道德规范的是（　　）。

  A. 仁爱救人、文明服务

  B. 宣传医药知识、承担保健职责

  C. 谦虚谨慎、团结协作

  D. 严谨治学、理明术精

9. 药学人员对社会的职业道德规范是（　　）。

  A. 全心全意为人民服务

  B. 实行人道主义

  C. 坚持质量第一

  D. 坚持公益原则，维护人类健康；宣传医药知识，承担保健职责

10. 关于良心的描述错误的是（　　）。

  A. 良心有自省能力

  B. 良心有强烈的道德责任感

  C. 良心是一种潜意识，对人们的行为没有任何指导和约束作用

  D. 良心是多种道德心理因素相互作用的结果

11. 关于信誉的描述错误的是（　　）。

  A. 信誉是靠广告宣传得来的

  B. 信誉就是口碑

  C. 信誉是药学伦理学的道德范畴

  D. 信誉就是行为人通过自己的具体行为获得的社会信任和赞誉

三、多项选择题

1. 社会主义药学职业道德基本原则是（　　）。

A. 安全有效原则

B. 救死扶伤原则

C. 奉献服务原则

D. 社会效益和经济效益并重原则

E. 知情同意原则

2. 药学职业道德基本范畴包括 (　　)。

A. 良心与尊严　　　　　　　　B. 责任与义务

C. 荣誉与信誉　　　　　　　　D. 理想与态度

E. 纪律与作风

3. 药学职业道德基本范畴中涉及义务的内容有 (　　)。

A. 为人民防病治病的义务　　　B. 对患者解释说明的义务

C. 为患者保守秘密的义务　　　D. 宣传普及药学科学知识的义务

E. 发展药学科学的义务

四、简答题

1. 道德原则的基本特征是什么?

2. 社会主义药学职业道德基本原则的内容是什么?

3. 药学人员要处理好哪几个方面的关系?

4. 药学职业道德基本原则的作用是什么?

5. 药学职业道德基本规范主要包括哪些内容?

6. 药学职业道德范畴中的责任主要包括哪几个方面的内容?

7. 药学职业道德范畴中义务的内容有哪些?

第4章
药品生产领域的道德

本章教学目标

☆ 掌握药品生产过程中的道德要求；

☆ 熟悉《药品生产质量管理规范（2010 年修订）》的主要内容；

☆ 熟悉药品包装的道德要求；

☆ 了解中药材的特殊要求。

近几年,在社会主义精神文明建设和实施公民道德建设工程过程中,医务人员职业道德问题引起了广泛关注,但与之处于同等重要地位的药学人员的职业道德教育问题还未受到足够重视。与一般职业道德相比,药学职业道德有着不同的特点,药品是关系到人们的身体健康和生命安全的特殊商品,因此药学人员不仅要具备扎实的药学知识和技能,还应当具备对公众、社会以及人类健康的高度责任感与献身精神。

药品具有双重特性,它既可以防病治病、保障人们的身体健康,又具有一定的副作用,一旦使用不当,就可能造成药源性疾病,甚至威胁人们的生命。虽然这种毒副作用与用药剂量及用药者体质敏感程度等有关,但主要取决于药品质量。药品质量又与研发、生产、包装、储存、运输、监督管理、配发和使用等环节的工作状况密切相关。因此,广义的药学人员不仅包括从事药品研究、开发、制造、检验、调配和应用的医师、药师,而且包括在药店、药厂从事药品工作和药品流通行业的工作人员。只有对这些药学人员及单位进行社会主义职业道德与药学伦理学的理论知识教育,使其树立为人民服务和对人民健康负责的职业道德理念,才能从根本上保证人们的用药安全。因此,加强药学人员的职业道德建设,将在医药工作中发挥作用的道德方式由道德原则转化为道德实践,是工作的重中之重。

第一节　药品生产过程中的道德要求

药品生产过程是药品质量形成过程的重要组成部分,同时也是决定药品质量是否符合预期标准的关键步骤。在药品生产过程中,药品质量受到很多因素的影响,如人员、原辅材料、包装材料、工艺方法、机器设备及生产环境等。因此,制定相应的药品生产规章制度十分重要。但是,这并不能涵盖药品生产过程中所有影响药品质量的因素。因此,在药品生产过程中,道德公约、职业道德规范和社会舆论是所有药学人员道德行为不可缺少的重要标尺。

药品生产过程涉及多个环节,需要不同职能的药品生产人员共同协作,以确保药品的质量、安全性和有效性。各个环节的人员若缺乏应有的职业道德,如可能在药品研制过程中没有经过严格的科学实验,对药品的药理作用、毒副作用和安全有效剂量等缺乏准确的科学数据;在药品生产过程中,如不按照处方要求投料,不按照正规的工艺操作;在药品检验过程中,如不按照《药品管理法》和《药典》的规定,把不符合质量标准的药品检验成合格品准许出厂,凡此种种,均会生产出不合格的药品,很有可能带来严重的后果。

为了确保持续稳定地生产出符合预定用途和注册要求的药品,药品生产人员应该最大程度地减少药品生产过程中的污染、交叉污染、混淆和差错等风险。在强化管理意识方面，药品生产人员要严格按照《药品生产质量管理规范（2010 年修订）》（以下简称《药品生产质量管理规范》）组织生产的同时，还应当不断提高药品生产的规范程度和管理的科技含量，并且药品监督管理部门应加大监督管理力度，探索新的药品生产质量管理规范模式，使药品生产质量管理规范切实发挥监督药品生产的作用。即以基层为重点，以监督为中心，坚持诚实守信，禁止任何虚假、欺骗的行为，加强药品生产人员的使命感和责任感，以保证药品生产人员在药学实践中选择正确的道德行为。

一、质量第一，用户至上

药品生产人员如果缺乏应有的职业道德，在生产药品时不按照正规的工艺规程操作、不按处方的要求投料、不按照《药典》的标准检验产品，那么必然会导致生产出来的药品不合格。虽然社会道德现象在客观上存在着一定的层次性，但是对药品"保证质量"的职业道德的要求却是绝对的，没有任何层次性可言。因此，在药品生产过程中，药品生产人员和药品生产企业应树立质量第一的观念，确保药品质量安全可靠。为了提高药品质量，保证人民用药安全，广大药品生产人员必须具有道德的自觉性，同时遵守法规，加强药学职业道德教育。

（一）质量第一，自觉遵守规范

药品质量关系人民的生命安全，制药企业只有树立高度的职业道德与社会责任感，强化管理意识，严格按照《药品生产质量管理规范》组织生产，并不断提高规范程度和管理的科技含量，把实施《药品生产质量管理规范》变成企业的自觉行动，才能保证药品的质量。在药品生产过程中，药品生产人员必须自觉遵守和执行《药品生产质量管理规范》的指导原则，这既是法律责任，也是道德的根本要求。

1. 生产操作的基本要求

在药品生产过程中，药品生产企业的生产操作应符合以下基本要求：

（1）对药品生产场所和所用设备的说明（如操作间的位置和编号、洁净度级别、必要的温湿度要求、设备型号和编号等）。

（2）关键设备的准备（如清洗、组装、校准和灭菌等）、所采用的方法或相应操作规程编号。

（3）详细的生产步骤和工艺参数说明（如物料的核对、预处理、加入物料的顺序、混合时间、温度等）。

（4）所有中间控制方法及标准。

（5）预期的最终产量限度，必要时，还应当说明中间产品的产量限度，以及物料平衡的计算方法和限度。

(6) 待包装产品的储存要求，包括容器、标签及特殊储存条件。

(7) 需要说明的注意事项。

2. 质量管理的基本要求

在药品生产过程中，药品生产企业的质量管理应符合以下基本要求：

(1) 制定生产工艺，系统地回顾并证明其可持续稳定地生产出符合要求的产品。

(2) 生产工艺及其重大变更均经过验证。

(3) 配备所需的资源，至少包括：

① 具有适当的资质并经培训合格的人员；

② 足够的厂房和空间；

③ 适用的设备和维修保障；

④ 正确的原辅料、包装材料和标签；

⑤ 经批准的工艺规程和操作规程；

⑥ 适当的储运条件。

(4) 应当使用准确、易懂的语言制定操作规程。

(5) 操作人员经过培训，能够按照操作规程正确操作。

(6) 生产全过程应当有记录，偏差均经过调查并记录。

(7) 批记录和发运记录应当能够追溯批产品的完整历史，并妥善保存、便于查阅。

(8) 降低药品发运过程中的质量风险。

(9) 建立药品召回系统，确保能够召回任何一批已发运销售的产品。

(10) 调查导致药品投诉和质量缺陷的原因，并采取措施，防止类似质量缺陷再次发生。

3. 质量控制的基本要求

在药品生产过程中，药品生产企业的质量控制应符合以下基本要求：

(1) 应当配备适当的设施、设备、仪器和培训合格的生产人员，有效、可靠地完成所有和质量控制相关的活动。

(2) 应当有批准的操作规程，用于原辅料、包装材料、中间产品、待包装产品和成品的取样、检查、检验以及产品的稳定性考察，必要时进行环境监测，以确保符合《药品生产质量管理规范》的要求。

(3) 由质量授权人按照规定的方法对原辅料、包装材料、中间产品、待包装产品和成品取样。

(4) 检验方法应当经过验证或确认。

(5) 取样、检查、检验都应当有记录，出现的偏差应当经过调查和记录。

（6）物料、中间产品、待包装产品和成品必须按照质量标准进行检查和检验，并有记录。

（7）物料和最终包装的成品应当有足够的留样，以备必要的检查或检验；除了最终包装容器过大的成品之外，成品的留样包装应当与最终包装相同。

4. 质量保证系统的基本要求

在药品生产过程中，药品生产企业不仅要严格按照生产操作要求，还必须建立质量保证系统和完整的文件体系，以保证系统能够有效运行。其中，质量保证系统应符合以下基本要求：

（1）药品的设计与研发符合《药品生产质量管理规范》的要求。

（2）生产管理和质量控制活动符合《药品生产质量管理规范》的要求。

（3）管理职责明确。

（4）采购和使用的原辅料和包装材料正确无误。

（5）中间产品得到有效控制。

（6）确认、验证的实施。

（7）严格按照操作规程进行生产、检查、检验和复核。

（8）每批产品经质量授权人批准后方可放行。

（9）在储存、发运和随后的各种操作中有保证药品质量的恰当措施。

（10）按照自检操作规程，定期检查以评估质量保证系统的适用性和有效性。

这样做可以提高对企业质量管理软件方面的要求；加强药品生产质量管理体系的建设；全面强化药品生产人员的素质要求；增强生产记录、细化操作规程等文件管理，提高可操作性和指导性；进一步完善药品安全保障措施。

在药品安全保障措施方面，2010 年修订的《药品生产质量管理规范》引入质量风险管理概念，在物料采购、生产工艺变革、操作中的偏差处理、发现问题的调查和纠正、上市后药品质量的监控等方面，增加了变更控制、纠正措施和预防措施、供应商的评估和批准、产品质量回顾分析等新制度和措施，对各个环节可能出现的风险进行管理和控制，主动防范质量事故的发生。

（二）用户至上，以患者为核心

药品生产人员本着对人民群众健康高度负责的态度，急患者之所急，想患者之所想，保证药品供应，满足社会对药品的需求。

药学职业道德规范自律性最集中的表现形式便是药学职业道德良心，它在行为主体自律活动中担负着重要的职责。药学职业道德良心在行为决策中起着至关重要的作用，它不仅影响药品生产人员的行为选择，还对其行为起着重要的指导和约束作用。药学职业道德良心以一定的药学职业道德规范、药学职业道德原则、药学职业道德理想，以及在人们内心深处形成的稳定的信念为标准，对行为前的动机进行选择、思考和判断。在行为进行中，药学职业道德良心起着调整和控制的作用，是药品生产人员的道德导向。药学职业道德良心对符合药学职业道德要求的感情、信念和意志给予支持和鼓励，对不符合药学职业道德要求的感情、欲念或冲动加以克服。在行为后，药学职业道德良心在内心法庭起着审判和评价的作用。

药学职业道德良心是药品生产人员对所服务对象的一种承诺，他们本着"用户至上，以患者为核心"的理念，进行药品的生产加工，及时为临床和社会提供合格的药品。药品生产人员遵守药学职业道德的基本要求，不但可以提高药品质量，更重要的是保证药品安全有效，实行社会主义人道主义，做到全心全意为人民服务。

（三）仁爱救人，文明服务

同情心是道德主体完善自己的道德人格，是人性的先天善良本能的自然流露，是提高自身道德品质以及提高道德境界的前提和基础。对他人的同情，并非满足自己的某种利己欲望，而是作为一个社会人的最普遍、最基本的道德情感。药品生产人员一定要有仁爱之心，体贴和同情患者，关心他们的疾苦；对患者高度负责，始终把人民的利益放在至高无上的位置，尊重患者的人格，满腔热情、全心全意地为患者服务。

（四）科学严谨，理明术精

药学是一门科学，药品生产人员要用扎实的药学专业知识和对科学的求真态度从事药学相关活动。任何马虎或一知半解不仅会损害药学职业的尊严，甚至会危害人民的生命健康，造成极为严重的后果。药品生产人员既要坚持德居首位，又要坚持技术上的精益求精，这样才能保证人们吃到管用药、放心药。

（五）济世为怀，清廉正派

药学事业是一项解除患者痛苦，改善人体健康的崇高职业。在工作中，药品生产人员应当抵制各种诱惑，本着"济世为怀，清廉正派"的情怀，全心全意地为患者的健康服务。

为人民服务是贯穿于全社会共同职业道德之中的基本精神，是社会主义职业道德的核心规范，药品生产人员要将患者的身体健康和生命安全放在首位，以专业知识、技能和良知，尽心尽职尽责地为患者生产药品。

二、热爱企业，勇于奉献

热爱企业，也是热爱自己的本职工作，即人们常说的"爱岗敬业"，是所有职业道德最基本的要求。药品生产人员要想热爱企业，首先要对自己的职业有一个正确的认识。医药卫生事业是中国特色社会主义事业的重要组成部分，随着经济的发展和人民生活水平的提高，医药卫生事业的改革与发展已列入社会发展的整体目标，人民对健康的需求日益提高，医药卫生事业越来越受到普遍的重视。药品生产人员应该树立职业的自豪感和光荣感，热爱自己的工作是做好本职工作的最基本的前提。

在职业活动中，职业道德是所有从业人员应该遵守的基本行为准则，是一种职业化、具体化和个性化的社会道德。药品生产人员要想成为一名称职的劳动者，首先必须遵守职业道德。加强员工的职业道德建设是企业建设一支优良职业队伍的重要组成部分，不仅能够提高员工的整体职业素质，而且是企业生存和发展的内在要求。职业道德建设的一个很重要的方面就是树立和培养员工的道德责任意识，即道德主体意识问题。

制药是一个比较特殊的行业，从事制药行业的工作人员都必须具备高度的药学职业道德，他们肩负着保障人民身体健康的特殊使命，即树立本职工作服务于企业、奉献于社会的思想。制药是为了解除患者疾苦，因此，我们生产的药品必须是安全、优质、高效的。药品生产人员是药品生产企业的生命与核心，是企业生命力的主宰体，与企业的命运紧密联系在一起。药品生产人员只有严格要求自己、热爱企业，将每一个岗位的工作都圆满地做好，并树立保证全过程质量生产的理念，从细节和操作的点点滴滴做起，才能体现他们的价值、发挥他们的潜能。企业是由人构成的，企业发展的核心资源也是人，而主导人行为的却是企业的价值观念，药学生产人员要有奉献与敬业精神，以科学、扎实的药学专业知识和"求真"态度从事药学实践活动。

三、明确目的，端正思想

利益是一种客观存在的社会现象，它表现为人们对现实的满足和需求的关系。从根本上来说，利益作为经济关系的直接表现，已根植于人们的社会经济关系之中。从作用上来说，利益是人们从事一切社会活动的客观动因。在社会生活中，人们的活动都是在一定的愿望支配下进行的，这些愿望往往是由个体或群体的利益所驱动的。

在现实生活中，个体都有维持自己生存和发展的权利，即个体利益，同时又有维持社会共同体存在和发展的需要，即社会共同利益。这两种利益是客观存在的，对于怎样调整这两种利益的关系，用什么样的观点来对待这两种利益的矛盾，则是一个不可避免的道德问题。当一个社会还没有达到使个体与人类的发展和谐一致的阶段，为了社会的整体利益，限制个体利益和愿望，就是道德的体现。否则，社会的正常秩序就会发生混乱，社会整体利益就会受到削弱和损害。在医药卫生领域，每一名药学生产人员都会遇到双重利益矛盾，即人类健康利益和药学生产人员的个体利益之间的矛盾。而且，在我国当今的医药卫生工作状况下，药学生产人员往往在行为选择上很难兼顾到这两种利益，药学职业道德的基本职能就是调整这两种利益的矛盾和冲突。但药学职业道德集中体现的是人类整体的健康利益，不是立足于药学生产人员个体利益，人类整体的健康利益是药学职业道德的基础和出发点。

药学职业道德问题突出表现在对待经济效益与社会效益的关系上。药品作为一种商品，自然要受价值规律和商品等价交换原则的制约，因此，药品生产企业必须讲求经济效益，树立商品经济的观念。但药品在社会主义商品中，既具有特殊性，又具有一般性。

药品作为一种特殊的商品，在一定程度上决定了药品生产人员从事药学事业的福利特点。但药学事业是一项解除患者痛苦，以人类健康利益为基础，促进人类健康的高尚职业，拥有特定的社会效益。因此，药学生产人员要始终把人民的利益放在至高无上的位置，只要患者需要的、社会需要的，就要认真做好。比如，北京同仁堂就将"修合无人见，存心有天知"作为员工的自律准则。药学生产人员要尊重患者的人格，在工作中抵制各种诱惑，全心全意地为患者服务，不能利用自身在专业上的优势欺诈患者。药学职业道德的规范体系就是以人类健康利益为基础建立起来的，坚持社会效益和经济效益相统一，并把社会效益放在第一位；同时，它也是药学生产人员要遵守的非常重要的行为规范。在药品生产中不择手段、不顾及社会效益，牟取"经济效益"的做法与社会主义道德不相容，不仅违背社会公德的基本规范，而且违背社会主义基本经济规律。

四、保护环境、文明生产

由于药品的大量生产、使用和排放，在湖泊、河流和地下水等环境水体中不断监测到医药行业带来的污染，包括制药厂排放的废渣和污水；药品经人和动物排出的代谢物；水产养殖、畜禽养殖中含有药品的变质饲料和排放的废水；医院和家庭弃置的过期药品；等等。只有对药品的生产和使用进行有效管理，采用从源头预防污染的手段，在药品生产过程中减少或消除污染，才能够控制和消减这类环境污染物，从而减轻药品对人类和环境的危害。

就环境保护方面而言，对药品生产的绿色管理方面引入了两个新的概念：绿色药物化学和绿色制药技术。

（一）绿色药物化学

绿色药物化学是绿色化学和药物化学的交叉学科，它以药物化学为基础，在药物的开发、合成和优化过程中引入绿色化学的基础原则。该原则也应用在天然药物的提取、分离和分析等过程中，可以减轻环境压力、预防环境污染、保证制药过程的最大效率和药品的最佳药效。

（二）绿色制药技术

绿色制药技术是在绿色药物化学基础上发展和形成的，并将绿色药物化学技术用于制药工业。绿色制药技术的主要特征是将治理污染作为设计和筛选药品最佳生产工艺的首要条件，研究并发展无害化清洁工艺。理想的绿色制药技术的目标是通过合理、高效和无污染地利用绿色药物化学的新原理，提高原辅料利用率，减少和消除原辅料对环境有害的副产物，回收和再利用试剂和溶剂等实验材料。

绿色制药技术在一定程度上可以保护药品生产人员的健康，保护环境。药品生产过程中的"三废"（废水、废气和废渣）极易造成环境污染。对于环境的保护，每一个药品生产企业都有不可推卸的社会责任。某些特殊药品的生产往往会对生产人员的健康造成危害，药品生产企业需要采取必要的防护措施，保证药品生产人员的健康。

第二节　药品包装的道德要求

商品包装设计直接服务于人们的生活，是沟通商品生产和社会生活的媒介，是商品与消费者情感交流的载体，它融合了商品与人们社会生活间的自然情感。包装设计需要考虑到伦理因素，确保包装不仅符合商业利益，也符合社会和环境的利益，但是不同的商品包装的伦理考量方面是不同的。

药品作为一种特殊的商品，它与人体的健康密切相关，影响着千家万户的平安幸福。而药品包装自药品生产出厂、储存、运输，到药品使用完毕，在药品有效期内，发挥着保护药品质量、方便医疗使用的功能。因此，选择药品包装，必须根据药品的特性要求和包装材料和容器的材质、配方及生产工艺，选择对光、热、冻、放射、氧、水蒸气等因素屏蔽阻隔性能优良、自身稳定性好、不与药品发生作用或互相迁移的包装材料和容器。药品包装是指用适当的包装材料或容器，利用包装技术对药品制剂的半成品或成品进行分（灌）、封、装和贴标签等操作，为药品提供鉴定商标、品质保证与说明的一种加工过程的总称。药品包装有两个方面的含义：从动态角度来看，药品包装是指采用包装材料和容器的一种操作工艺；从静态角度来看，药品包装是指用有关包装材料和容器将药品包装起来，保证药品起到应有的功能。药品防病治病、储藏、使用和监督管理的主要依据是包装上记载的内容和标识。

患者是药品最终的服务对象，设计师在包装设计时要充分注重对人情和人性的把握，对患者的关爱和同情。药品包装若蕴含"恻隐之心"，则能够在准确地传达药品的药理信息、药品的内在质量的同时，能够让人们在瞬间的视觉药理信息中感受到关怀，唤起患者及其亲属的治疗信心。但在药品包装方面也经常会遇到一些问题，如包装上面的内容设计不规范、包装材料不符合药用要求、药品装量不符合医疗要求等。因此，药品包装需要加强道德的要求。

一、规范包装

2006年，为了规范药品说明书和标签的管理，原国家食品药品监督管理局（现为国家市场监督管理总局）根据《药品管理法》和《中华人民共和国药品管理法实施条例》制定《药品说明书和标签管理规定》。《药品说明书和标签管理规定》的主要内容如下：

1. 总体要求

（1）在中华人民共和国境内上市销售的药品，其说明书和标签应当符合本规定的要求。

（2）药品的标签应当以说明书为依据，其内容不得超出说明书的范围，不得印有暗示疗效、误导使用和不适当宣传产品的文字和标识。

（3）药品包装必须按照规定印有或者贴有标签，不得夹带其他任何介绍或者宣传产品、企业的文字、音像及其他资料。

（4）药品生产企业生产供上市销售的最小包装必须附有说明书。

（5）药品说明书和标签的文字表述应当科学、规范、准确。非处方药说明书还应当使用容易理解的文字表述，以便患者自行判断、选择和使用。

（6）药品说明书和标签中的文字应当清晰易辨，标识应当清楚醒目，不得有印字脱落或者粘贴不牢等现象，不得以粘贴、剪切、涂改等方式进行修改或者补充。

（7）药品说明书和标签应当使用国家语言文字工作委员会公布的规范化汉字，增加其他文字对照的，应当以汉字表述为准。

（8）出于保护公众健康和指导正确合理用药的目的，药品生产企业可以主动提出在药品说明书或者标签上加注警示语，原国家食品药品监督管理局也可以要求药品生产企业在说明书或者标签上加注警示语。

2. 药品说明书

（1）药品说明书应当包含药品安全性、有效性的重要科学数据、结论和信息，用以指导安全、合理使用药品。药品说明书的具体格式、内容和书写要求由原国家食品药品监督管理局制定并发布。

（2）药品说明书对疾病名称、药学专业名词、药品名称、临床检验名称和结果的表述，应当采用国家统一颁布或规范的专用词汇，度量衡单位应当符合国家标准的规定。

(3) 药品说明书应当列出全部活性成分或者组方中的全部中药药味。注射剂和非处方药还应当列出所用的全部辅料名称。药品处方中含有可能引起严重不良反应的成分或者辅料的，应当予以说明。

(4) 药品生产企业应当主动跟踪药品上市后的安全性、有效性情况，需要对药品说明书进行修改的，应当及时提出申请。根据药品不良反应监测、药品再评价结果等信息，原国家食品药品监督管理局也可以要求药品生产企业修改药品说明书。

(5) 药品说明书获准修改后，药品生产企业应当将修改的内容立即通知相关药品经营企业、使用单位及其他部门，并按要求及时使用修改后的说明书和标签。

(6) 药品说明书应当充分包含药品不良反应信息，详细注明药品不良反应。药品生产企业未根据药品上市后的安全性、有效性情况及时修改说明书或者未将药品不良反应在说明书中充分说明的，由此引起的不良后果由该生产企业承担。

(7) 药品说明书核准日期和修改日期应当在说明书中醒目标识。

3. 药品的标签

(1) 药品的标签是指药品包装上印有或者贴有的内容，分为内标签和外标签。药品内标签是指直接接触药品的包装的标签，外标签是指内标签以外的其他包装的标签。

(2) 药品的内标签应当包含药品通用名称、适应证或者功能主治、规格、用法用量、生产日期、产品批号、有效期、生产企业等内容。包装尺寸过小无法全部标明上述内容的，至少应当标注药品通用名称、规格、产品批号、有效期等内容。

(3) 药品的外标签应当注明药品通用名称、成分、性状、适应证或者功能主治、规格、用法用量、不良反应、禁忌、注意事项、贮藏、生产日期、产品批号、有效期、批准文号、生产企业等内容。适应证或者功能主治、用法用量、不良反应、禁忌、注意事项不能全部注明的，应当标出主要内容并注明"详见说明书"字样。

(4) 用于运输、贮藏的包装标签，至少应当注明药品通用名称、规格、贮藏、生产日期、产品批号、有效期、批准文号、生产企业，也可以根据需要注明包装数量、运输注意事项或者其他标记等必要内容。

(5) 原料药的标签应当注明药品名称、贮藏、生产日期、产品批号、有效期、执行标准、批准文号、生产企业，同时还需注明包装数量以及运输注意事项等必要内容。

(6) 同一药品生产企业生产的同一药品，药品规格和包装规格均相同的，其标签的内容、格式及颜色必须一致；药品规格或者包装规格不同的，其标签应当明显区别或者规格项明显标注。同一药品生产企业生产的同一药品，分别按处方药与非处方药管理的，两者的包装颜色应当明显区别。

(7) 对贮藏有特殊要求的药品，应当在标签的醒目位置注明。

（8）药品标签中的有效期应当按照年、月、日的顺序标注，年份用四位数字表示，月、日用两位数表示。其具体标注格式为"有效期至××××年××月"或者"有效期至××××年××月××日"；也可以用数字和其他符号表示为"有效期至××××.××.××"或者"有效期至××××/××/××"等。

预防用生物制品有效期的标注按照国家药品监督管理局批准的注册标准执行，治疗用生物制品有效期的标注自分装日期计算，其他药品有效期的标注自生产日期计算。

有效期若标注到日，应当为起算日期对应年月日的前一天；若标注到月，应当为起算月份对应年月的前一月。

4. 药品名称和注册商标的使用

（1）药品说明书和标签中标注的药品名称必须符合原国家食品药品监督管理局公布的药品通用名称和商品名称的命名原则，并与药品批准证明文件的相应内容一致。

（2）药品通用名称应当显著、突出，其字体、字号和颜色必须一致，并符合以下要求：

①对于横版标签，必须在上 1/3 范围内显著位置标出；对于竖版标签，必须在右三分之一范围内显著位置标出。

②不得选用草书、篆书等不易识别的字体，不得使用斜体、中空、阴影等形式对字体进行修饰。

③字体颜色应当使用黑色或者白色，与相应的浅色或者深色背景形成强烈反差。

④除了因包装尺寸的限制而无法同行书写的，不得分行书写。

（3）药品商品名称不得与通用名称同行书写，其字体和颜色不得比通用名称更突出和显著，其字体以单字面积计不得大于通用名称所用字体的二分之一。

（4）药品说明书和标签中禁止使用未经注册的商标以及其他未经原国家食品药品监督管理局批准的药品名称。药品标签使用注册商标的，应当印刷在药品标签的边角，含文字的，其字体以单字面积计不得大于通用名称所用字体的四分之一。

5. 其他规定

（1）麻醉药品、精神药品、医疗用毒性药品、放射性药品、外用药品和非处方药品等国家规定有专用标识的，其说明书和标签必须印有规定的标识。国家对药品说明书和标签有特殊规定的，从其规定。

（2）中药材、中药饮片的标签管理规定由原国家食品药品监督管理局另行制定。

此外，在药品包装上还需要注意以下几点：

（1）药品包装（包括运输包装）必须加封口、封签、封条或使用防盗盖、瓶盖套等。标签必须贴正、粘牢，不得与药物一起放入瓶内；凡封签、标签、包装容器等有破损的，不得出厂或销售。

（2）药用包装材料和容器必须符合国家标准、专业标准或地方标准、企业标准，直接接触药品的包装材料和容器，应当符合药用要求，符合保障人体健康、安全的标准。

（3）药品包装必须符合国家标准、专业标准的规定。没有以上标准的，由企业制定药品包装标准，经所在省、自治区、直辖市医药管理部门和标准局审批后执行，如更改包装标准须重新报批。无包装标准的药品不得出厂或经营（军队特需药品除外）。

（4）在正常储运条件下，包装必须保证合格的药品在有效期内不变质。

（5）药品生产企业在申请新药鉴定和新产品报批前，必须向所在省、自治区、直辖市医药管理部门报送所采用的包装材料容器装药的稳定性、渗漏性、透气性、迁移性以及与包装材料、容器之间的配合试验数据和测试方法的报告，并附包装质量标准，经批准后才能申报鉴定。

（6）各类药品的运输包装必须符合其理化性质要求。凡怕冻、怕热药品，在不同时令发运到不同地区，须采取相应的防寒或防暑措施。

（7）药品的运输包装必须符合国家标准或专业标准；暂无国家标准或专业标准的运输包装，必须牢固、防潮、防震动。包装用的衬垫材料、缓冲材料必须清洁卫生。

（8）药品运输包装的储运图示标志，危险货物的包装标志等，必须符合国家标准和有关的规定。

药品包装中特别要求的性能有以下几个：

（1）稳定性——耐高温性、耐光性、化学腐蚀性、抗寒性、抗耐老化性。

（2）机械性——冲击强度、破裂强度、压缩、抗拉强度。

（3）隔离性——气体隔阻性、遮光性、防潮性、保香性、保护性。

（4）作业性——适合包装设备加工。

（5）简便性——易开性。

（6）安全性——不含有害物质及毒性添加剂，不产生杂质。

（7）商品性——透明、光泽度。

（8）易废弃性——体积减小，环保性好。

（9）非反应性——不与内装药剂发生反应或吸收。

（10）经济性——生产效率高、包装基材成本低等。

部分药品需要 5 年保证期限，尤其是对于一些易吸潮或容易氧化变质的药品。因此，对于包装方面要求具有很强的隔离性。而在氧气隔离性中，$0\ cc/m^2$ 和 $1\ cc/m^2$ 之差在 5 年内结果相差较大，而且很容易出现问题。如果 $0\ cc/m^2$ 和 $1\ cc/m^2$ 之间的变化不大，就要求多组个性化包装基材，而且基本都需要铝箔作为包装材料。

在药品包装中需要特别注意以下几个问题：

（1）防止臭味：不允许产生印刷油墨、胶黏剂残留溶剂及封合层的异味。

（2）防止杂质混入：杂质是指昆虫、黏附异物、毛发、污物、材料碎屑等。

（3）用来盛装药品的包装要根据该药品的性质来选择。例如，光敏感的药物制剂，其包装材料的色泽以深、暗为宜；易引湿的药品最好采用玻璃瓶（可塑性小），其装量也不宜过多；瓶装的液体药品应采取防压、防震措施；粉剂的包装基材按粉剂（颗粒性）的遮光性和吸潮性的档次程度分类；药丸的包装方式经历了从 SP（条形包装）到 PTP（泡罩包装）的转变，目前，PTP 已经成为药丸包装的主流方式，占据了约 80%以上的市场份额。

二、严格标示

药品是一种用于治疗、诊断、预防疾病的特殊商品，按照药品分类的不同，药品包装和标签内容也有所不同。

（一）化学药品与生物制品、制剂

1. 内标签内容

药品的内标签应当包含药品【通用名称】【适应证】或者【功能主治】【规格】【用法用量】【生产日期】【产品批号】【有效期】【生产企业】等内容。包装尺寸过小无法全部标明上述内容的，至少应当标注药品【通用名称】【规格】【产品批号】和【有效期】等内容。

2. 直接接触内包装的外标签内容

直接接触内包装的外标签应当注明药品【通用名称】【成分】【性状】【适应证】或者【功能主治】【规格】【用法用量】【不良反应】【禁忌】【注意事项】【贮藏】【生产日期】【产品批号】【有效期】【批准文号】【生产企业】等内容。适应证或者【功能主治】【用法用量】【不良反应】【禁忌】【注意事项】不能全部注明的，应当标出主要内容并注明"详见说明书"字样。

对预防性生物制品，上述【适应证】项均应列为【接种对象】。

3. 大包装标签内容

大包装标签应注明【药品名称】【规格】【贮藏】【生产日期】【产品批号】【有效期】【批准文号】【生产企业】以及使用说明书规定以外的必要内容，包括包装数量、运输注意事项或其他标记等。

（二）原料药

原料药的标签应注明【药品名称】【贮藏】【生产日期】【产品批号】【有效期】【执

行标准】【批准文号】【生产企业】，同时还需注明包装数量以及运输注意事项等必要内容。

（三）中药制剂

1. 内包装标签内容

【药品名称】【规格】【生产日期】【功能与主治】【用法用量】【储藏】【有效期】【产品批号】及【生产企业】。因标签尺寸限制无法全部注明上述内容的，可适当减少，但至少须标注【药品名称】【规格】【产品批号】3 项，如注射剂瓶、安瓿等。中药蜜丸蜡壳至少须标注【药品名称】。

2. 直接接触内包装的外包装标签内容

【药品名称】【规格】【生产日期】【功能与主治】【用法用量】【成分】【储藏】【不良反应】【禁忌证】【注意事项】【包装】【有效期】【批准文号】【产品批号】及【生产企业】。由于包装尺寸的原因而不能注明【不良反应】【禁忌证】【注意事项】，均应注明"详见说明书"字样。

3. 大包装标签内容

【药品名称】【规格】【生产日期】【有效期】【储藏】【包装】【批准文号】【产品批号】【生产企业】及运输注意事项或其他标记。

药品有效期、批准文号、产品批号等，其标识尽可能做到方式统一、位置固定、色度清晰、容易发现和辨别。提供药品信息的文字说明及标志，应字迹清楚易辨，不得有粘贴不牢或印字脱落等现象，不得使用剪拼、粘贴的方式进行补充或修改。

除此之外，同一企业相同品种若有不同规格，其最小销售单元的标签、包装应明显区别，或规格项应明显标注。

三、规范操作

严格遵守生产记录所要求的生产和包装过程中的质量控制，以保证产品有鉴别特征、质量和纯度，包括发放包装记录、操作前以及操作中的包装线的检查等。具体的包装操作要求如下：

（1）以最终包装容器中产品的数量、重量或体积表示的包装形式。

（2）所需全部包装材料的完整清单，包括包装材料的名称、数量、规格、类型以及与质量标准有关的每一包装材料的代码。

（3）印刷包装材料的实样或复制品，并标明产品批号、有效期打印位置。

（4）需要说明的注意事项，包括对生产区和设备进行的检查，在包装操作开始前，确认包装生产线的清场已经完成等。

（5）包装操作步骤的说明，包括重要的辅助性操作和所用设备的注意事项、包装材料使用前的核对。

（6）中间控制的详细操作，包括取样方法及标准。

（7）待包装产品、印刷包装材料的物料平衡计算方法和限度。

药品装量要根据疗程、剂量和不同的用药人群来确定药品的装量数。药品说明书内容应严格按照批准部门审批的说明书印制，内容要符合客观真实，不得随意增加疗效内容或减少该药品的毒副作用和不良反应内容。

四、相关法规

（1）1981年1月，《药品包装管理办法（试行）》颁布。该办法于1981年7月在全国正式实施，是医药包装行业依法治业的开端，为药品包装管理逐步走向法治化开了先河。

（2）1981年11月，《关于贯彻〈国务院关于加强医药管理的决定〉有关医药产品包装问题的通知》颁布，其中规定：

①药品包装必须注明生产单位省、市卫生厅（局）批准文号、生产批号、有效期（限有效期的药品）以及毒、限制药品标志的规定；

②药品的标签、小包装盒（袋）、说明书上必须印有注册商标；

③药品包装需注明药品的品名、规格、主要成分、含量（保密品种除外）、主治（作用、功能）、用法、用量、禁忌、毒副作用、注意事项、装量等内容；

④药品包装必须保证药品的质量和储运，严禁生产厂和分装厂使用保温杯、陶瓷瓶、茶叶盒、饼干筒，旅行包、箱等非药用包装容器包装药品。

⑤收购、销售医疗单位不准要求生产单位采用生活用品作为药品包装物料。

（3）1983年2月，《关于加强药品包装管理的规定》颁布。为了加强药品包装管理，克服药品包装中的不正之风，制定如下规定：

①药品包装材料、包装容器上只准印刷与被包装药物有关的内容，禁止印刷与被包装的药品完全无关的图案和文字，如风景、厂景、花卉、明星头像、红双喜字以及本厂各种产品介绍等（出口的名贵中成药传统包装例外）；

②对已用玻璃瓶、塑料瓶、铁盒等容器包装并已起到保护药品质量作用的小包装，不准再使用马口铁筒或塑料盒作为中包装容器。

（4）1988年2月，《药品包装管理办法》颁布。该办法在《药品包装管理办法（试行）》的基础上进行了修改，其中规定：

①药品包装必须符合国家标准、专业标准的规定；

②对包装管理人员和包装操作人员在文化素质、培训计划、职责及身体状况均有相关规定；

③包装材料，主要对直接接触药品的包装容器、材料有特殊的规定，要求必须无毒、无污染、不与药品发生化学作用等，药品包装材料必须符合卫生要求；

④包装厂房，包装厂房的流程布置必须能防止昆虫等进入，室内表面（墙、地面、天花板）光滑无缝隙，便于清洁和消毒；

⑤药品直接暴露在空气中的包装区域，要符合有关洁净度规定的要求；

⑥在正常储运条件下，包装必须保证合格的药品在有效期内不变质，药品包装（包括运输包装）必须加封口、封签、封条或使用防盗盖、瓶盖套等；

⑦药品运输包装的储运图示标志，危险货物的包装标志等，必须符合国家标准和有关的规定。

（6）1999 年 6 月，《处方药与非处方药分类管理办法（试行）》颁布，将药品分为处方药与非处方药两类。该办法第七条规定，非处方药的包装必须印有国家指定的非处方药专有标识，必须符合质量要求，方便储存、运输和使用。每个销售基本单元包装必须附有标签和说明书。

（7）2000 年 4 月，《药品包装用材料、容器管理办法（暂行）》颁布，对药品包装材料、容器（以下简称"药包材"）实施产品注册制度，并将药包材产品分为Ⅰ、Ⅱ、Ⅲ类。生产Ⅰ类药包材，须经国家药品监督管理局批准注册，并发给《药包材注册证书》。生产Ⅱ、Ⅲ类药包材，须经所在省、自治区、直辖市药品监督管理部门批准注册，并发给《药包材注册证书》。

（8）2000 年 10 月，《药品包装、标签和说明书管理规定（暂行）》颁布，其中规定：

①把药品的包装分为内包装和外包装，并对每一种包装做出相应的质量规定；

②药品包装的图案及文字必须按照审批内容和相关规定进行印制；

③药品的每个最小销售单元的包装必须按照规定印有或贴有标签并附有说明书；

④麻醉药品、精神药品、医疗用毒性药品、放射性药品等特殊管理的药品、外用药品、非处方药品在其中包装、大包装和标签、说明书上必须印有符合规定的标志；

⑤对贮藏有特殊要求的药品，必须在包装、标签的醒目位置和说明书中注明。

（9）2001 年 12 月，修订的《药品管理法》颁布实施，该法强调了"药品包装的管理"并将其作为一章单独设立，把在药品包装管理中的直接接触药品的药包材、药品包装书写内容以及药品运输包装等方面做出相应规定的部门规章、地方规章及其他规范性文件上升到了法律层面，使其更具有强制性和普遍性。

（10）2004 年 7 月，《直接接触药品的包装材料和容器管理办法》颁布，代替《药品包装用材料、容器管理办法（暂行）》，进一步加强规范了直接接触药品的药包材管理。该办法规定，输液瓶（袋、膜及配件）、安瓿、药用（注射剂、口服或者外用剂型）瓶（管、盖）、药用胶塞、药用预灌封注射器、药用滴眼（鼻、耳）剂瓶（管）、药用硬片（膜）、药用铝箔、药用软膏管（盒）、药用喷（气）雾剂泵（阀门、罐、筒）、药用干燥剂等11种药包材实施注册管理，注册证由原国家食品药品监督管理局审批和颁发。

（11）2006年3月，《药品说明书和标签管理规定》颁布。该规定自2006年6月1日施行，同时废止《药品包装、标签和说明书管理规定（暂行）》。该规定力求通过对标签进行管理、规范药品说明书，从源头遏制药品名称使用不规范、"一药多名"等侵犯消费者合法权益的问题，而且对标签管理和药品说明书提出了许多新的要求，如商品名称字体以单字面积计算不得大于通用名称所用字体的1/2。对此，实践中许多药品包装也进行了相应的文字或图案的改版。

（12）2006年11月，《关于进一步加强非处方药说明书和标签管理的通知》发布。该通知规定，按《药品注册管理办法》直接注册为非处方药的品种和国家局公布的非处方药品种，应使用非处方药标签和说明书。分别按处方药和非处方药管理的双跨品种，须分别使用处方药和非处方药两种标签、说明书，其处方药和非处方药的包装颜色应当有明显区别。按《药品注册管理办法》直接注册为非处方药的药品，与国家局遴选公布的非处方药名称、剂型、处方、规格和含量相一致的，药品生产企业应参照国家局公布的非处方药说明书范本，规范本企业生产的非处方药说明书和标签。与国家局遴选公布的非处方药名称、剂型、处方、规格和含量不一致的，药品生产企业参照国家局注册时核准的非处方药说明书内容，规范本企业生产的非处方药说明书和标签。非处方药标签应按照《药品说明书和标签管理规定》的要求印制，并按照《关于公布非处方药专有标识及管理规定的通知》的规定印制非处方药专有标识。非处方药标签还必须印有"请仔细阅读说明书并按说明使用或在药师指导下购买和使用"的忠告语，标签内容不得超出其非处方药说明书的内容范围。药品生产企业应严格按照相关要求制定或规范非处方药说明书和标签，不得以任何形式扩大非处方药适应证（功能主治）范围。非处方药在大众媒体发布广告，进行适应证、功能主治或疗效方面的宣传，宣传内容不得超出其非处方药适应证（或功能主治）范围。

（13）2007年1月，《关于〈药品说明书和标签管理规定〉有关问题解释的通知》发布，该通知规定，药品通用名称必须使用黑色或者白色，不得使用其他颜色。浅黑、灰黑、亮白、乳白等黑、白色号均可使用，但要与其背景形成强烈反差。药品适应证或者功能主治、用法用量、不良反应、禁忌、注意事项不能全部注明的，应当标出主要内容并注明"详见说明书"字样，不得仅注明"详见说明书"。注明的"主要内容"应当与说明书中的描述用语一致，不得修改和扩大范围。适应证或者功能主治等项目难以标出主要内容或者标出主要内容易引起误用的，可以仅注明"详见说明书"。药品标签印制的适应证（功能主治）的字体、字号和颜色应当一致，不得突出印制其中的部分内容。药品标签不得印制××省专销、原装正品、进口原料、驰名商标、专利药品、××监制、××总经销、××总代理等字样。

基于以上规定，我国对药品包装的监管是循序渐进、不断形成的。经历了由无到有，由浅到深，由形式到内容，由笼统到细化，由不规范到规范，由不完善到完善的整个过程，药品包装的监管越来越细致、全面和规范。因此，作为防病治病特殊商品的药品，其装量和包装应该规范化、科学化、人性化和合理化。其中，科学化和人性化应当体现在：

①选材合理，符合药品医疗的属性和要求；

②装量适中，与医疗要求相适应，并且方便使用和携带；

③药品包装内容应当设计先进，通俗易懂。

第三节 中药材的特殊要求

现代医疗模式正由单纯的治疗逐渐转向保健、预防和治疗相结合的模式。随着广大人民的环保及健康意识日益增强，全球崇尚自然的潮流方兴未艾，同时"绿色消费""回归自然"已经成为时尚。正因如此，中药产业在绿色健康产品市场具有巨大的发展潜力。例如，天然化妆品等许多原料都来自中药材，用天然植物研制糖尿病药、心脑血管药，以及防艾滋病药、防癌药等，已成为全球医药科技领域和制药企业研发的热点，许多西方发达国家也投入巨资进行研究，以期开发出更多新药。而我国的中药材资源丰富，为全球医药科技领域提供了宝贵的原料。

我国拥有世界最丰富的中草药资源，根据第四次全国中药资源普查，我国有超过1.8万种中药资源。目前，我国开展药用植物的人工栽培研究工作，以扩大药源性植物的数量和种类。但栽培中药的规范化、道地性以及重金属含量和农药残留等问题一直是中医药界争论的热点话题。由于国际化竞争的不断加剧，对中药材进口的质量要求也不断提高，相应的技术手段和检测设备也越来越先进。一直以来，我国中药材存在有效成分含量偏低或不稳定、安全性及有效性差、农药残留及有害物超标等一系列问题，这是技术应用不规范造成的。因此，中药材的生产要在保护生态环境和自然资源的前提下，充分实现中药资源的可持续利用，实现中药产业与社会经济的协调发展。

现如今，中药材的生产和流通模式，是以我国传统的中药材生产和流通模式为主导的，即"市场＋农户"模式，这种模式对于我国中药产业的发展极其重要。但随着中药产业向现代化发展，这种模式已不再适合时代的发展，最主要的是不能从根本上保证中药材的质量。现代化是中药与植物药发展的必经之路。中药现代化需要将传统的中药优势特色与现代化科学技术相结合，达到安全、可控、有效、稳定的标准。"药材好，药才好"，因此，通过规范中药材的生产和流通来提升中药材、中药饮片乃至中成药的质量是当务之急。

我国实施 GAP（Good Agricultural Practice，良好农业规范），旨在对中药材生产的全过程进行有效的质量监管。GAP 是保证中药材可控、质量稳定和中药临床用药安全的重要措施，有利于中药的可持续利用和资源保护，促进中药材种植向规范化、规模化和产业化发展。中药规范化是中药现代化和国际化的基本保证，中药规范化的根源不仅是建设药材种植（养殖）基地，同时也是中药制药工业的"第一车间"。因此，GAP 是规范化管理中药材生产、建设好"第一车间"以及推进中药现代化建设和保证中药产品质量的有效方式。

一、生产合理布局与基地化建设

中药材的产地对中药材的品质有很大的影响。中药材生产具有强烈的区域性，中药材种植企业不仅要保证中药材的产量，而且要注重中药材的品质。由于中药材内所含有的有效成分是防病治病的物质基础，因此有效成分的含量、中药材的品质必须符合《药典》的规定。适宜的自然环境是道地优质中药材形成和发展的决定因素之一。中药材的产地与自然环境密切相关。中药材产地的光照、水分、温度、海拔、土壤、植被群落等自然条件的差异，均可影响中药材的生长发育，从而导致中药材质量的差异。GAP 要求在满足绿色中药材生产基地的生态环境前提下，同时达到道地药材的质量控制基础。因此，因地制宜、合理布局、科学构建药材生产基地系统的良性循环模式，实现社会效益、生态效益和经济效益三者的和谐统一。

（1）将现实的市场需求和潜在的市场需求作为目标，合理准确地确定区域性的主导品种定位。在有效地保护本区域野生中药材资源的基础上，将抓好道地药材生产作为重点，搞好野生中药材的自然孕育、引种、驯化、种苗的繁殖，加强中药材野生变家养、家种的研究，以此实现中药材规范化种植和产业化生产。

（2）将中药材 GAP 基地项目作为载体，加强基地建设，壮大产业规模，高起点、高标准地建设道地药材生产基地，构建"企业＋基地＋市场＋农户"的产业化生产格局，使药材生产规模得以扩大。

（3）大力培育区域性的地道药材品牌。在遵循 GAP 的基础上，树立可控化、规范化、高品质、无污染的中药材质量管理理念，发展区域化、规范化、专业化的中药材种植产业。证明"适度规模化的发展""规范化的实施"和"企业化运作"是 GAP 基地建设、实现中药材"安全、稳定、可控、有效"的途径和方式，同时也是取得良好社会效益和经济效益的重要基础。

二、优质种质资源与品种规范化

中药材经过长期的演变分化，形成了具有遗传性的各种种质资源，但仍然品质各异，差异很大。种质资源是中药材栽培的物质基础，是决定选种育种能否取得突破的重要环节。优良品种对药材生产起着决定性的作用，因此必须选用优质种源，实现品种（种源）规范化与种子品质规范化，才能提高中药材质量。加强药用种质资源的保护、收集与研究，不断引进新的育种技术和方法，培育出优质高效高产的品种，确定区域性的主导品种定位，满足市场需求以及潜在的市场需求，进而实现道地药材的良种化和种子品质规范化。

三、栽培组合措施与优质高产高效最优化

中药材栽培是一个有机的整体，是由若干个子系统组成的大系统。中药材栽培研究通常将肥料、播期、浇水、密度、生长发育、生殖规律等子系统的孤立研究作为重点内容，一旦将这些子系统的研究结果用于生产，增产的效果不会是子系统增产效果的简单加和，而是远不能达到预期的增产效果。因此，必须实施模式化栽培，注重系统的综合性和整体性。中药材种植企业应通过先进的研究设计方法、优化栽培措施组合，以及简单高效的栽培系统，实现栽培技术定量化、可控化和指标化。

（一）规范化（模式化）栽培技术

加强栽培措施对中药材品质（包括有效成分含量和有效部位）的影响研究，揭示出栽培因子对中药材质量和产量的影响规律，同时要改变侧重于产量研究的现状，为优化栽培技术奠定重要的基础。

（二）生长发育规律与生理调控研究

生长发育规律对栽培中药材有着至关重要的影响，生长发育规律及生理调控机制的研究，是采取合理栽培的依据；栽培措施的指标化对优质药材的生产大有益处。

（三）优化栽培技术

中药材种植企业通过制订严格的栽培技术计划，可以改变目前道地药材相对原始的栽培方法。例如，引进新的研究方法和系统工程原理，重视单元筛选和研究单元间的关系，发挥整体功能，结合生长规律的研究结果，优化栽培组合，制定优质高产的规范化栽培技术。

（四）化肥污染与配方施肥研究

化肥是植物生长的养分，是中药材生产的物质基础。化肥可以补充土壤中养分的不足，满足植物的生长需求。但大量使用化肥会给中药材带来污染问题。因此，中药材种植企业要加强配方施肥研究，重视和研究有机化肥的应用问题。

（五）化学调控研究

植物生长激素与生长发育调控密切相关，因此加强调控机制的研究，尤其是次生代谢产物的调控研究，是中药材优质高产的重要保障。

四、采收加工的科学合理化

由于中药材所含的药效物质基础不同，因此它产生的功效也不尽相同。中药材的种植年限、季节、生长期、采收时间等因素的不同，均会导致中药材的有效成分含量存在巨大的差异。

即使是同一种药材，由于各地不同的传统习俗，以及不同的加工方法，对有效成分含量的影响也是十分显著的。因此，对采收期、采收方法和加工方法的正确选择是保证药材质量合格的关键所在。若想保证中药材的质量，则必须加强有效成分累计的动态研究，建立合理的采收制度，规范药材产地加工的方法，尽量消除在加工过程中对药材有效成分的破坏。

五、绿色优质药材与生产流通无公害化

在中药材的生产加工过程中，生产基地布局、生产技术等各个环节都有可能产生有害物质，从而带来污染问题，中药材种植企业需要加以防范和控制。尤其是在栽培过程中，中药材经常遭受各种病虫害，影响中药材种植企业生产优质、高效、公害化和绿色化的中药材。目前，中药材种植企业主要依靠化学农药防治中药材的病虫害，造成了中药材的农药残留和环境污染问题。因此，采用基因工程和新的育种技术，开发植物性农药，培育抗病虫害的优良品种，研究并实施以生物防治为主的绿色优质药材栽培技术，将是绿色药材研究与开发的重要内容。随着现代科学技术水平的提高，应用现代科学技术，在更高层次上把质量控制与中药材培育栽种结合起来考虑，是中药材现代化的重要保证。

六、名优药材与药材商标化

目前，国内中药材的生产重数量而轻品牌，严重影响中药的质量。中药材资源的利用与生产需要向高品位、创名牌的方向发展。中药材的信誉与产地、加工技术、经营企业等所形成的品质、品牌密切相关。因此，一旦建立了自身信誉，就必须用商标来保护。中药材种植企业应贯彻优质药材商标化，实施中药材名牌战略，特别是道地药材生产的发展战略。

中药材 GAP 的实施本身就是一项完整的系统工程，但真正贯彻起来还需要众多政府部门及专业机构的参与。如何有效地全面落实中药材 GAP 是一件十分艰巨的事情，必须注意以下三个方面的问题：

（一）要加强宏观调控，明确管理主体

不能盲目无序地建基地，不硬拉指标，不盲目夸大不成熟的合作项目，必须遵循道地药材之乡客观规律办事，对中药材 GAP 基地建设进行全面的指导。

（二）搭建"中药材信息港"平台

为企业的中药材 GAP 全面实施提供准确的信息保障，提升企业的核心竞争力，从而摸清全国中药材产、供、储、销的实际情况，以应对瞬息万变的国内外中药材市场的变化，防止摸底不清、残酷竞争、相互压价的混乱局面，或者出现中药材生产背离市场价值规律的现象。

（三）要监督好关口及企业全程规范管理

为 GAP 的贯彻实施营造良好的氛围，企业要强制性配备本企业基地土壤化验、灌溉水质标准监测、有效成分含量检测及专业技术人员监控中药材生产栽培。

中药产业既是我国独具特色的传统产业，也是我国在国际市场中最有可能获得竞争优势的民族产业。中药现代化的生产需要道地、无农药残留、高品质、重金属含量低等、货源充足、无污染的中药材。我国具有广博辽阔、自然生态环境复杂、地形地貌多样的特点，并且受产地、基源、栽培、采收、加工等诸多因素的影响，中药材的有效成分含量会表现出明显的差异。因此，相关部门必须进行中药材的生产规范管理以及中药材生产规范研究，并制定相关的政策，以确保中药生产企业能使用到优质中药材。中药生产企业与中药材种植企业建立合作，可以促进优质中药材的生产发展，实现中药材生产管理的集约化、规范化和规模化。推动中药现代化，加强发展中药现代化科技产业，是一项功在民族、利在国家、造福人类、继往开来的伟大事业。这一

举措的成功实施将对我国社会、经济、文化和科学等多方面的发展产生综合的带动作用。

练 习 题

一、名词解释

药品包装

二、单项选择题

1. 下列药品包装、标签上印刷的内容正确的是 （　　）。

    A. 印有 "OTC"

    B. 印有 "GMP 认证"

    C. 印有 "中药保护品种"

    D. 印有 "进口原料分装"

2. 药品标签上必须印有规定标志的有 （　　）。

    A. 麻醉药品、精神药品、毒性药品、放射性药品、外用药品和非处方药

    B. 戒毒药品、放射性药品、麻醉药品、精神药品

    C. 戒毒药品、麻醉药品、精神药品、毒性药品、放射性药品、外用药品

    D. 外用药品、精神药品、毒性药品、放射性药品

3. 药品质量控制和生产管理必须符合以下哪项要求？（　　）

    A. GNP   B. GAP

    C. GPM   D. GMP

4. 药品生产人员一定要明确目的、端正思想，始终放在第一位的是 （　　）。

    A. 企业效益   B. 社会效益

    C. 经济效益   D. 个人效益

5. 对于药品包装中的要求描述错误的是 （　　）。

    A. 不允许产生印刷油墨及封合层的异味

    B. 光敏感的药物制剂，其包装材料的色泽以光亮鲜艳为宜

    C. 瓶装的液体药品应采取防压、防震措施

    D. 粉剂的包装基材按粉剂的遮光性和吸潮性的档次程度分类

6. 不属于药品生产企业保护环境表现的是 （　　）。

    A. 提高原料利用率，减少对环境有害的副产物

B. 试剂和溶剂要回收再利用

C. 用户至上，以患者为中心

D. 科学合理处理好"三废"

7. 内包装标签内容至少应标注（　　）。

A. 【药品名称】【规格】【产品批号】

B. 【药品名称】【适应证】【批准文号】

C. 【药品名称】【成分】【用法用量】

D. 【药品名称】【生产日期】【产品批号】

8. 必须按照《药品生产质量管理规范》组织生产是（　　）。

A. 药品生产企业市场准入条件之一

B. 药品生产企业行为规则之一

C. 药品生产企业市场准入程序

D. 药品批发企业市场准入程序

9. 在药品的标签或说明上不必要的是（　　）。

A. 生产日期　　　　　　　　　B. 注册商标字样

C. 生产批准文号　　　　　　　D. 广告审批批准文号

10. 中药材产业发展的基础和源头是（　　）。

A. 中药材生产　　　　　　　　B. 中药饮片炮制

C. 中成药的组方　　　　　　　D. 中成药的生产

11. 药品的生产核心是（　　）。

A. 保证生产　　　　　　　　　B. 安全生产

C. 确保药品规格　　　　　　　D. 质量第一，确保药品安全有效

三、多项选择题

1. 药品生产中的道德要求包括（　　）。

A. 用户至上，以患者为中心

B. 质量第一，自觉遵守规范

C. 保护环境，保护药品生产者的健康

D. 规范包装，如实宣传

E. 诚实守信，确保药品质量

2. 关于中药材的生产有着特殊要求，因此在实践中应注意（　　）。

A. 中药材生产合理布局与基地化建设

B. 栽培组合措施与优质高产高效最优化

C. 名优药材与药材商标化

D. 绿色优质药材与生产流通无公害化

E. 规范化的药材质量标准控制

3. 关于药品包装的描述，正确的是（　　）。

    A. 药品包装必须按照规定印有或者贴有标签并附有说明书

    B. 像感康这类常用药品可以只注明商品名，不需要注明通用名

    C. 哌替啶必须印有规定的标志

    D. 考虑到不同药品的诊治对象不同，药品包装应在图案、色彩等的选择方面综合考虑其疾病特点和心理状态

    E. 隐瞒药品不良反应的包装是不道德的

4. 药品标签不得印制（　　）。

    A. 原装正品　　　　　　　　　　B. 驰名商标

    C. 专利药品　　　　　　　　　　D. 进口原料

    E. ××监制

四、简答题

1. 药品生产过程中的道德要求是什么？

2. 简述药品包装的道德要求。

3. 实施 GAP 的重要意义是什么？

第5章

药品营销领域的道德

本章教学目标

☆ 掌握药品营销领域的道德要求；

☆ 熟悉市场经济下的一般营销道德和药品营销的特殊性；

☆ 了解药品营销领域道德要求的作用。

2001 年，中共中央发布《公民道德建设实施纲要》，对在社会主义市场经济条件下加强公民道德建设提供了重要指导，有力促进了社会主义精神文明建设。党的十八大以来，以习近平同志为核心的党中央高度重视公民道德建设，立根塑魂、正本清源，做出一系列重要部署，推动思想道德建设取得显著成效。

同时也要看到，在国际国内形势深刻变化、我国经济社会深刻变革的大背景下，由于市场经济规则、政策法规、社会治理还不够健全，受不良思想文化侵蚀和网络有害信息影响，道德领域依然存在不少问题。一些地方、一些领域不同程度存在道德失范现象，拜金主义、享乐主义、极端个人主义仍然比较突出；一些社会成员道德观念模糊甚至缺失，是非、善恶、美丑不分，见利忘义、唯利是图，损人利己、损公肥私，造假欺诈、不讲信用的现象久治不绝，突破公序良俗底线、妨害人民幸福生活、伤害国家尊严和民族感情的事件时有发生。为此，2019 年 10 月，中共中央、国务院印发了《新时代公民道德建设实施纲要》，要求各地区各部门结合实际认真贯彻落实。

如今，在药品研制和生产以及销售过程中存在部分道德失范和失序现象，急切需要完善有关药品营销领域的道德体系。药品营销者和经营企业不仅需要承担社会道德责任，还应当自觉遵循公认的商业道德。药品既是商品，又是公共产品，国家在药品营销领域实施的药品政策，以及药品经济的自身发展都涉及伦理问题。在这种新形势下，需要不断完善药品营销领域的道德体系，确立习近平新时代中国特色社会主义市场经济的伦理精神。

第一节　市场经济下的一般营销道德

在市场经济条件下，物质利益被放到了突出的位置，社会经济生活将商品等价交换的基本原则引入其中。一些经营领域出现了不择手段追求市场利益的最大化、抛弃礼义廉耻和良知、不讲信誉、不讲诚信等道德失范现象。但是多年的中国特色社会主义市场经济的实践证明，市场经济与伦理精神不是相互否定的关系，市场规则的建立及其内在特性要求市场主体必须按照规则，理性地、合乎伦理地运作，否则它将无法发展。任何尔虞我诈、背信弃义和不正当竞争的不道德行为均是反市场行为的。

市场经济在道德观念和道德关系上发生很多有利的转变，如等价交换、平等竞争、锐意进取、开拓创新、独立自主的责任感等。自由平等、竞争和开放是市场经济的基本原则，在此基础上还产生互利、公平、自愿和诚实守信等基本道德原则。

一、合法营销

药品营销不仅是为人民的健康服务，而且作为一种经营行为，必然会带有营利的目的。如果药品成为商品，则其经济本质将逐步显现，药品营销也必然成为一种营利的经济行为。

　　合法营销是指在不损害他人与社会利益的情况下获得适宜的利益回报，不牟取暴利，是一种合宜公正的求利行为，是一种道德行为。建立正确的义利观，树立"合法求利亦道德"的思想，在一段时间内有着重要的意义。那些不顾患者安危，经营假药劣药，牟取暴利、搞价格欺诈的行为是一种损人利己的行为，是道德和法律所不允许的，这种行为将会受到道义上的谴责与唾弃及法律的制裁。

二、公平竞争

　　公平竞争的意识随着改革开放逐渐形成。在市场经济条件下，人们逐渐意识到竞争是市场经济的固有属性，虽然竞争机制能提高整个社会的劳动生产率，但竞争存在行为正当和不正当、公平和不公平等情况，即道德竞争和不道德竞争的区别。正当竞争、公平竞争是市场经济基本的道德要求。人们对公平竞争的道德期待和理想是，在竞争中，同行互相合作、共同发展，最终造福社会。

　　市场经济得以健康发展的根本条件之一是建立公平的市场竞争秩序。竞争机会平等是指参与竞争的主体在整个竞争过程中既享有平等的权利，也履行平等的义务，这是创建公平竞争环境的主要内容，是社会主义市场经济得以良性运行的内在要求。

三、诚实守信

　　对个体来说，诚实守信就是履行承诺从而得到他人的信任；对社会群体来说，诚实守信就是相互履行承诺从而得到普遍信任，即每个社会成员通过共同的文化、伦理和宗教信仰的方式，在社会长期交往与实践中建立起一种相互信赖、相互信任、相互合作的道义承诺和价值期待。

　　诚实守信既是经济社会发展的内在要求，也是市场经济的基本要求，是为人处世的道德底线。它要求每个社会成员都必须做到。市场经济最基本的法律规则和伦理规则便是诚实守信。在现代社会，诚实守信的主体不仅仅是个人和集团，公司也成为新的道德主体，政府诚实守信也得到社会的关注。强取豪夺的假冒伪劣商品，过度包装的公司形象，骗人上钩的虚假广告和承诺，权钱交易、贪污腐败均是诚实守信缺失的表现。

第二节 药品营销的特殊性

由于药品在生产和流通过程中受到社会经济规律的制约，所以药品和其他的商品一样，具有一般商品的各种特征和职能，即在满足社会需要的条件下，获得正常的商业利润与经济效益。但是，由于药品直接关系到人们的生命安危和身心健康，因此，药品是特殊的商品，具有自身的特殊性。

一、质量的重要性

药品是用来治病救人的，药品质量的好坏直接关系到人民的生命安危，因此药品营销必须以坚持质量第一为原则。一般商品可以根据其质量的好坏采取降价销售的方式，但是药品只有符合质量标准的合格品，而没有等外品和次品，不合格的药品都属于劣药、假药，是决不允许进入市场流通领域的。药品是各个国家质量管理最严格的商品之一，药品经营企业也必须依照国家药品管理相关法律法规的规定，销售质量合格的药品，对于不合格的药品，不能降价经营和收购，从而牟取非法利润。这就要求药学人员必须将患者的利益放在首位，坚持质量第一的原则，在药品的研制、生产、经营和使用的各个环节加强管理，形成质量保证体系。例如，除了实施 GSP（good supplying practice，药品经营质量管理规范）、GMP 以外，还必须进行 GSP 认证和 GMP 认证，从而确保人们对药品质量的信任。

二、药品的专有性

药品具有较强的专有性，也就是说，只有合理使用药品，才能实现治病救人、保护人民健康的目的。如果患者没有合理使用药品或滥用药品，则会导致药物中毒或药源性疾病，甚至会危及生命。药品的专有性还体现在，它不像其他商品那样可以相互替代，或者买不到可暂时不用。药品需要对症下药，处方药必须凭医生处方才能购买，专病用专药。处方药一旦缺货，医生需要给患者重新修改药方并签字确认后，患者才可以购买。药品营销人员也决不允许只顾经济效益，而不顾患者利益，要时刻按照药品专有性的特点从事各项工作。

三、消费者的被动性

消费者在购买一般商品时可以自己选择商品，具有主动权。但是在购买药品时，消费者的主动权非常有限。从本质上看，消费者是被动的，听从于医生开方或药师的推荐。即便是非处方药，消费者可以自己选择药品，但许多消费者仍希望得到药师的更多指导。

四、药品的时效性

一方面，药品储存和保管均有确定的有效期，过期失效不可再用。失效药品不仅表示药品的有效成分低于 90％，还表示药品分解后产生的成分可能是有毒性的物质。

另一方面，药品的时效性还体现在抢救患者急需用药时。疾病在得到明确确诊之后，患者就需要治疗，并且用药要及时、迅速。例如，当患者农药中毒或被毒蛇咬伤时，保证用药时间就意味着和患者的生命赛跑。

因此，相关部门要根据药品的时效性，科学合理地安排药品。既要合理储备药品，在规定的有效期使用，也不能担心药品积压而不存储，使及时用药受到影响。

五、药品的两重性

大多数商品并不具备两重性。药品的两重性表现在以下两个方面：

一方面，对于药品而言，任何药品均具有两重性，即对疾病产生治疗作用的同时，又产生一定的副作用。药品均有一定的不良反应和毒性，有些中药材或中药饮片，自身就具有毒性物质。若药品使用得当，会发挥治疗疾病的作用，减少副作用。若药品使用不当，不仅会失去或降低治疗疾病的作用，还会造成其他的不良后果。因此，药品营销人员不但要做好经营管理，而且要在售药时为患者做好用药的指导工作，降低患者因用药不当引起的不良反应。

另一方面，对于药品经营企业而言说，同样具有两重性。药品营销事业不仅是社会主义经济事业，也是社会主义福利事业，药学人员既要遵循商业道德，又要遵守药学职业道德。在药品营销中，营销人员不仅要遵循讲求信誉、买卖公平等商业道德准则，而且要对人民的生命健康负责任，以保证防病治病的需要。社会主义福利事业要求药品营销遵循薄利原则，其宗旨是为人民的健康服务。在特殊情况下，即使本单位经济效益会受到很大影响，但如果确属公益事业需要或人民特殊需求，也一定要予以保证。在药品营销过程中，药品需要有完善的规章制度，药品经营企业要严格按照《药品管理法》的规定约束药品营销人员的言行。同时，药品经营企业要加强对药品营销人员道德品质的教育，使他们逐渐形成良好的道德修养，用道德的力量塑造自己的人格，约束自己的言行，做好药品营销工作。

以上药品的特征决定了药品经营中不仅要遵循一般的商业道德规范，还需要遵循药品特殊的营销道德规范。

第三节　药品营销领域的道德要求

一、药品营销领域的商业道德

经营者在市场交易中应遵循自愿、平等、诚实、公平的原则，这些原则都是在社会经济的历史发展中逐步形成并成为公认的商业道德意识。这种公认的商业道德意识增强了人与人之间的认同感，维系了经济社会的稳定发展。

公认的商业道德一旦形成，为了成为更具约束力与强制性的全社会的行为模式，道义上的要求也随之成为法律上的要求。"自愿、平等、诚实、公平"是公认的商业道德，也是我国市场经济中基本的法律规范。

（一）诚实守信

在药品营销中，诚实守信就是要货真价实，即在药品质量上取信于民，不购销假劣药品、不做虚假广告、不虚高定价；在销售药品时，不夸大药效，实事求是地阐述药品的副作用与不良反应。中国历史上形成的著名的百年不衰的中药房是诚实守信最好的例证。北京同仁堂的自律准则"修合无人见，存心有天知"，教导着员工即使在无人可见的情况下，也应认真采药、煎药、配药，只有这样，良心才能经得起考验。杭州胡庆余堂一直以"戒欺"作为店训，始终恪守"戒欺"原则，秉承中国传统伦理道德和中医药文化，既赢得了公众的信任，又获得经济效益。

不诚实、不讲信用最终损害的一定是经营者自身的利益。例如，某地一批不法商人制售假劣药品，有一段时间呈蔓延上升趋势。后经严打，即使遏制住了这股歪风，但因已在药品行业内造成不良影响，每次一提某地，就会使人想到该地假劣药品多。最终，该地的医药经济受到重创。

（二）公平竞争

只要有竞争的存在，就会有道德与不道德的竞争问题。截至 2022 年 12 月底，全国持有药品经营许可证的药品经营企业 643 857 家。其中，批发企业 13 908 家，零售连锁总部 6650 家，零售连锁门店 360 023 家，单体药店 263 276 家。可见，今后的若干年内，药品经营企业之间的竞争会十分激烈。那么药品经营企业又如何开展公平竞争呢？药品经营企业可以从竞争的目的与手段来进行道德判断。

药品经营企业经营者以优质服务吸引一批固定的药品消费人群，使他们慕名前来购药。药品经营企业可以采取薄利多销的原则，药品质优价廉，药品经营企业不仅能赢得声誉，而且能获得经济效益。在改善药品经营企业的经营环境、合理采用现代管理和经营手段、大量引进药学专业人才后，药品经营企业实力会增强。这种竞争手段不仅是公平合法的，亦是道德的，竞争结果会促进医药经济的发展。

药品经营企业经营者若采用欺行霸市、冒用他人商标或名义或其他认证标志、诋毁同类企业以扩大本企业药品销路、在销售药品过程中暗地给药品采购和使用人员礼物回扣等，在法律上会被定性为不正当竞争，这是不合法的，也是不道德的。

二、药品营销过程中的道德要求

在药品营销过程中，最根本、最重要的就是药品营销人员与消费者之间的关系，而药品营销工作的根本所在就是调整好这种关系。在这个关系中，药品营销工作的根本宗旨是为广大人民群众服务，它是通过把药品从生产厂家流向消费者手中来为人民群众的健康服务。在所有这些关系中，既存在经济利益关系，又存在不可忽视的道德伦理关系。

（一）药品营销人员的道德要求

1. 尽职尽责、满足需要

尽职尽责，就是要忠于职守，减轻患者的痛苦，为患者的健康努力做好本职工作，竭尽全力、保质保量地满足患者的需要。药品经营企业能否满足患者的需要，取决于能否采购到让患者满意的药品。因此，药品经营企业要以敏捷、灵活的触角，及时捕捉市场信息，并且观察市场变化，做到药品营销品种齐全、质优价廉。而对那些消费者急需、市场又紧缺的药品，要想方设法及时解决，保证供应。尤其对特殊时期需要的药品，要不遗余力做到确保药品供应。在药品采购中，药品采购人员一定要坚持质量第一的原则，严把质量关，未经批准生产或质量检验不合格或过期失效霉变的药品均不得采购。药品采购人员要深入药品仓库、生产车间、药材种植企业，亲自看样品、验证质量，防止伪劣药品或淘汰药品流入市场。只有这样，才能保证采购环节的药品质量，杜绝伪劣药品。储藏保管是药品营销工作的一个重要环节，药品储藏保管人员只有尽职尽责，才能保证药品质量和药品的储藏安全。一些特殊药品尤其要做好特殊储藏，不能有一丝一毫的违规，药品储藏保管人员要做到及时检查，以确保药品质量和药品储藏的安全。

2. 严肃认真、小心谨慎

严肃认真、小心谨慎首先要求每一名药品储藏保管人员在入库和出库时都要秉持严肃认真的态度，小心谨慎、加强检查、严格把关，防止不合格的药品入库或出库。入库检验是防止伪劣药品进入市场流通环节的一道重要关口，药品储藏保管人员必须严格执行质量标准、依法办事，决不允许质量低劣的药品入库。在进行药品质检后，药品储藏保管人员还要对来货与单据所列的规格、品名、产地、厂家、批号、数量等项目进行全面仔细的检查，做出详细记录。在药品出库时，药品储藏保管人员也要认真对待、小心谨慎，坚持执行先进先出、先产先出、易变先出、近期先出的原则。对于国家规定禁止使用的药品、过期变质的药品、质量不合格的药品等，药品储藏保管人员都不能将它们出库，决不能为了经济利益而使伪劣药品流入社会。

近年来，我国药品储藏保管人员克服重重困难，坚持质量标准，在药品的入库和出库上严格把关，很好地控制了伪劣药品的流通。药品在销售过程中，药品营销人员不仅要从安全用药的原则出发，而且要严肃认真、小心谨慎。药品营销人员要严格按照规章制度办事，不能忽略任何一道程序。药品营销人员若遇到剂量不符合规定或配伍禁忌的处方，应拒绝售出药品；对于毒麻药品更是要按有关规定严格执行，只有这样才能确保患者的用药安全。药品既有治疗作用，又有副作用，如果患者在使用时，出现品种或剂量差错，很有可能造成不可挽回的损失。例如，某一药店曾经错把一味带有毒性的中药当作另一味中药售出，幸亏发现得及时，药店根据线索及时找到患者，而此时患者正准备把煎好的中药喝下去。虽然没有发生悲剧，但药品营销人员应吸取这个教训，绝不能因为粗心大意，给患者带来生命危险。

3. 平等待人、热情服务

在社会主义国家，药品营销人员与顾客之间的关系是平等的服务与被服务的关系，没有高低贵贱之分。所以药品营销人员应对顾客一视同仁，不可厚此薄彼，应尽力使自己的工作让每一位顾客满意。药品营销人员只有做到平等待人，才能体现热情服务、谦和恭敬、文明有礼，才能在服务中与顾客建立融洽的关系，赢得良好的信誉，实现企业的社会效益和经济效益的良好统一。因此，平等待人既体现了药品营销人员对顾客人格的尊重，也拉近了药品营销人员与顾客之间的距离，更容易取得顾客的信任，获得良好的信誉。

药品储藏工作的特点是大批进、小批出，单一品种进、多样品种出，一次进、多次出，而且出货时数量又小，既要及时，又要准确。这就要求药品储藏保管人员牢固树立为顾客服务的思想，全心全意方便顾客，热情为顾客服务。

在药品销售过程中，药品营销人员要周到热情地服务。对于顾客提出的要求和困难都要尽量满足和解决。此外，药品营销人员还应热情、主动地向顾客介绍药品的用法、性能、禁忌和剂量等，防止顾客因不懂药品的知识、滥用药品而造成用药事故，甚至危害患者的健康。药品营销人员在销售具有毒性等特殊管理药品时，一方面要严格按照规章制度执行，证件要齐全、手续要完备；另一方面要仔细问明情况，防止用药杀人或自杀事件的发生。发现可疑人员，药品营销人员可以向有关部门报告，或做好劝解工作。

总之，药品营销人员要礼貌待客、文明经商。在工作场合，药品营销人员要集中精力、举止端庄、衣着整洁、礼貌待客；不要嬉笑打闹、举止轻浮，更不能冷落顾客。在同顾客交谈时，药品营销人员要文明用语，对顾客要具有同情和关切的心理。顾客一般都是患者或者患者家属，因为受疾病的折磨，一般很难有一个好的心情，药品营销人员应该有足够的耐心和宽容心，即使顾客的态度不好也应该体谅。

4. 刻苦钻研、精益求精

药学是一门知识精深、广博的科学，药品营销人员如果不能很好地掌握必要的药学知识和技能，就没办法做好药品营销工作。因为药品营销工作是以药学专业知识为基础的，同时还需要具备多学科的知识（如营销学、经济学、管理学和公共关系学等），而且当前药学的发展日新月异，新药开发工作又涉及许多新的科学领域，因此药品营销人员只有不断学习，具有不断获取知识的进取意识，苦练内功，在知识和技能上精益求精，才能适应药品营销管理工作新的需要。

因为不同的药品有不同的特点和性质，所以不同的药品需要不同的储藏条件。例如，中药材及饮片是植物的组织，含水分较多，易受虫蛀发生霉变，在储藏时应注意通风和干燥，相对湿度不能超过 75%；抗生素类、生物制品等药品，都规定了一定的储藏条件，并且过了有效期不能使用。除了防止储藏不合理造成的损失，还要防止药品自身发生的变化。一般药品在存放期间都有自发的物理变化和化学变化，这种变化虽然是自然性的，但是可以通过科学管理消除或防止一些自然因素对药品质量的损害。例如，正确地采用通风、吸潮、密封、避光、降温等措施；条件不完全具备的，还可以发挥自己的能动性，如开窗、翻晒和关窗等。如果想做到科学管理药品，药品储藏保管人员就必须刻苦学习，熟练掌握药品特性和储藏规律。

药品营销人员应该具有较强的药学知识。曾经有一位药品营销人员在接待顾客时，得知对方是为一位孕妇抓药，而药方上有几味药有很强的活血化瘀功能，极易导致孕妇流产。于是，这名药品营销人员就提醒顾客再去咨询医生，结果顾客发现拿错了药方，避免了悲剧的发生。在实际工作中，药品营销人员要做到这一点，只凭工作热情是不够的，还必须具有丰富的医药知识才能更好地为顾客服务。

5. 尊重同行、团结协作

如果药品营销人员想圆满地完成药品营销工作，就必须处理好与其他药品营销人员之间的关系。药品营销人员之间的关系不仅关系到药品营销工作的开展，而且会直接影响药品营销人员与顾客之间的关系。由于药品营销人员的工作环境、所受教育和个人努力程度等不同，这就需要药品营销人员尊重同行、团结协作。现代化的药品营销需要采购、储藏和销售等各环节的配合，没有众多人的合作是不可能完成药品营销工作的。这就要求药品营销人员在为人民健康服务这一总目标的前提下，相互支持、主动配合，从各自工作岗位出发，为顾客提供优质服务。

（二）药品经营企业的道德要求

药品经营企业要遵守市场经济道德规范，遵循合法求利、自愿、公平、诚信等公认的商业道德。药品经营企业的道德规范涉及面较广，下面从药品经营企业整体的角度出发，从社会责任、企业服务、产品质量和企业员工等四个方面提出药品经营企业应当遵循的道德规范：

1. 统筹兼顾，正确处理两个效益的关系，将社会效益放在首位

药品和医疗服务一样，都具有公共产品的性质。在社会主义市场经济条件下，作为社会的重要组成部分，药品经营企业既要谋求利益最大化，求生存和发展，更要维护和增进公共利益；不仅要追求经济效益，还要追求社会效益。药品经营企业要统筹兼顾经济效益与社会效益，从长远利益出发，处理好两者的关系，并坚持把社会效益放在首位。

2. 确保药品经营企业的产品与服务符合国家标准，有利于顾客的身心健康

药品是特殊商品，药品经营企业必须将顾客的生命安全放在首位，高标准、高品质地为社会提供优质产品和优良服务。

3. 在法律允许的范围内互惠互利、公平竞争、共同发展

药品经营企业之间的竞争要符合道德规范原则。竞争是手段，不是目的，提倡药品经营企业互惠互利、公平竞争、共同发展，反对不正当竞争。

4. 尊重员工、关心员工，充分发挥员工的积极性和创造力

要提倡企业文化和企业精神，以共同价值观领导企业职工与企业同甘苦、共命运，在实现企业目标的同时，实现员工个人的发展目标。

在市场经济的大潮中，越来越多的药品经营企业意识到企业乃至行业的道德建设的重要性，药品行业的道德不仅有利于药品经营企业行风端正，还有利于社会进步。

第四节 药品营销领域道德要求的作用

药品经营企业的基本职能是组织药品的购、存、销、运活动，使药品快速从生产领域向消费领域转移，加快实现药品的使用价值。药品经营企业的基本任务是，促使药品生产，保证药品的供应质量，加速药品的流通，满足人民的治病、防病、康复保

健和防疫救灾用药的需要。

药品营销道德是指药品经营企业在经营过程中调节药品的需要、储藏、保管、销售和使用等方面的关系，它是调节药品经营企业与顾客之间的行为准则。制定准确的、具有理想与现实的高度统一的药品营销道德准则，提高药品营销人员的道德水平，对于保证药品质量、改善服务态度、指导顾客的用药安全、提高服务质量具有重要的意义。

一、提高药品营销人员的素质，改善服务态度

药品营销人员的素质是由道德素质、能力素质和知识素质等方面构成的，道德素质是其中的重要构成部分。具有良好的道德素质的药品营销人员具有高尚的道德理念和道德行为，会以高度的责任感对待顾客，全心全意为顾客服务，做到热情、耐心、周到及供应及时。在工作中，具有良好道德素质的药品营销人员能够自觉抵制不道德的行为。同时，具有良好道德素质的药品营销人员能够注重自身全面素质的提升，感受到自身价值的实现并认识到工作的重要性。

社会主义职业道德的核心是全心全意为人民服务，这是由人民群众的历史地位决定的。药品营销人员与顾客之间应该是平等的关系。明白了这个道理，树立起正确的道德观念，药品营销人员在日常的工作中就会自觉地端正服务态度。良好的服务是保证顾客安全用药、促使其早日恢复身体健康的重要因素，同时也会使药品营销人员感受到自身价值的实现，认识到工作的重要性，增强光荣感和使命感。道德素质较高的药品营销人员在工作中能够自觉遵守各项规章制度、道德原则和道德规范，用心做好自己的工作。例如，在购进药品时，保质保量；在保管药品时，精心仔细；在销售药品时，公平公正，想顾客之所想、急顾客之所急，全心全意为顾客服务。反之，一些道德素质较低的药品营销人员不能正确认识并处理服务过程中的道德关系。例如，在购进药品时，不顾药品质量，或马虎大意，或从中牟利；在保管药品时，粗心大意、敷衍了事；在销售药品时，对待熟悉的人或有利可图的人就亲之敬之，对待不熟悉或对自己无利的人则语言生硬、态度冷淡，对药品的用法、用量、注意事项不做认真交代，甚至与顾客发生冲突。这种道德素质较低的行为不仅是对顾客生存权和生命权的侵犯，也是对顾客人格尊严的侵犯。

实践证明，药品营销人员只有以良好的职业道德自我约束，才能端正自己的服务态度，自觉做好药品营销工作。

二、促进药品供应，提高社会效益与经济效益

药品供应与药品采购、储藏、保管、销售等方面的工作有关。在这个过程中，具

有良好的道德素质的药品营销人员，为了满足顾客需求，会有选择地多方面采购药品，切实保证药品质量，用心储藏、精心管理，开辟广泛的销售途径，保证药品供应渠道畅通。只有保证药品的供应，才能促进经济效益和社会效益的增长。这无疑在满足顾客对药品的需求、提高社会效益的同时，也会提高药品企业的经济效益。良好的道德素质能促使药品营销人员对人民的医疗保健事业保持高度的责任心，在自己的岗位上兢兢业业、小心谨慎地工作；反之，就会被单位和个人的私利蒙住双眼，用假劣药品骗取顾客的钱财，给人民群众和国家利益带来巨大损失。

在药品供应过程中，药品经营企业要处理好这种社会效益与经济效益的关系。自古就有"黄金有价药无价"的说法，药品经营企业在药品供应过程中切不可利欲熏心，更不能见利忘义。但同时，药品经营企业也要创造条件开辟市场，尽可能满足供应需求，以增加经济效益，保持企业的生机与活力，更好地为顾客提供优质的药品。

中药材经营是药品营销的一个重要组成部分，促进中药材经营对于促进药学市场的发展具有重要的作用。若药品营销人员能体现出良好的职业道德，必然会促进中药材经营的发展。在中药材经营中，最重要的是药品经营企业要做到保证质量，选择优良产品供应市场。没有优良的中药材就不会生产出优质的中成药，继而也会影响临床对饮片的需求。

三、促进社会主义精神文明建设

药学职业道德是建设社会主义精神文明的重要组成部分。在药品营销的过程中，良好的药品营销道德会对社会主义精神文明建设起到积极的促进作用。

药学职业道德水平是衡量医药部门工作的重要指标，药品营销人员加强道德修养可以进一步提高为人民服务的自觉性。药品营销人员要树立认真负责、文明礼貌的道德风尚，努力学习药品及营销知识，不断提高业务水平，使技术精益求精，以求为人民群众提供最优质的服务，把本单位建成真正的文明窗口。

药品营销人员的高尚道德品质不仅对本单位社会主义精神文明建设有重要意义，而且会直接影响顾客，使他们自觉地讲文明、讲礼貌，这对于促进社会主义精神文明建设具有十分重要的意义。如果药品营销人员本身缺乏应有的道德品质，服务质量低下，势必会给社会风气带来不良影响。

作为社会主义精神文明的内容之一，药品营销道德是不可能自发产生的，它既需要马克思主义理论的指导，又需要药品营销人员学习道德理论知识，以及学习同行的优良道德品质。因此，树立崇高的药品营销道德风尚不是一件轻而易举的事，它需要药品营销人员在实践中不断磨炼和提高自身素质。

练 习 题

一、名词解释

合法营销_____。

药品营销道德_____。

二、单项选择题

1. 具有药品经营特色的职业道德要求不包括（　　）。

   A. 降低药品生产成本

   B. 尽职尽责，满足需要

   C. 严肃认真，小心谨慎

   D. 平等待人，热情服务

2. 下列哪项没有坚持药品出库时的原则？（　　）

   A. 先进先出 　　　　　　　　　B. 先产先出

   C. 易变不出 　　　　　　　　　D. 近期先出

3. 药品营销人员在储藏药品过程中错误的做法是（　　）。

   A. 中药材储存时应注意通风、干燥，相对湿度不超过 80％

   B. 抗生素类、生物制品要按规定的储藏条件执行

   C. 药学人员刻苦学习，熟练掌握药品特性和储藏规律

   D. 根据药品各自不同的特点和性质科学管理

4. 不符合药品经营企业道德要求的是（　　）。

   A. 统筹兼顾，正确处理好社会效益和经济效益的关系

   B. 确保企业的产品与服务符合国家标准，有利于顾客身心健康

   C. 尊重员工、关心员工，充分发挥员工的积极性和创造性

   D. 为了企业生存，和同行之间要学会采取一切可能的手段去竞争

5. 对药品质量标准等次的描述正确的是（　　）。

   A. 符合质量标准的为合格品

   B. 有一点质量差异的为等外品

   C. 有一点瑕疵的为次品

   D. 劣药只是比合格品低一个等次，可以降价处理销售

6. 药品具有时效性，超过有效期，说明其有效成分低于（　　）。

A. 70%　　　　　　　　　　B. 80%

C. 90%　　　　　　　　　　D. 95%

7. 对顾客急需、市场又紧缺的药品,药品营销人员要想方设法及时解决,这体现了药品营销人员的哪项道德?(　　)。

A. 尽职尽责,满足需要

B. 严肃认真,小心谨慎

C. 平等待人,热情服务

D. 尊重同行,团结协作

8. 某一制药企业假冒他人的注册商标和包装误导消费者,这违背了哪项道德原则?(　　)。

A. 自愿原则　　　　　　　　B. 公平竞争原则

C. 合法求利原则　　　　　　D. 诚实守信原则

9. 关于医药代表,下列说法正确的是 (　　)。

A. 医药代表不能以利益诱惑医生

B. 在某省心血管年会中,某制药企业赞助会费

C. 医药代表可以不懂药,但是一定要懂营销策略

D. 医药代表要对自己的言行负责,因为医药企业是不可能负责的,这是营销结构所导致的

10. 某制药企业在进行药品营销时,做法错误的是 (　　)。

A. 给医生返还某药 10% 的利润,鼓励医生多开这种药以增加销量

B. 适当加大广告宣传力度

C. 适度宣传某药的疗效

D. 适当调低价格,薄利多销

11. 药品营销人员在工作时,做法错误的是 (　　)。

A. 顾客购买处方药必须有处方

B. 当顾客提出疑问时,应重新核对发的药品是否有误

C. 如果卖药品时没零钱找,就让顾客多买些药品

D. 交代顾客用药注意事项

三、多项选择题

1. 属于药品营销中道德要求的是 (　　)。

A. 用户第一,以顾客为中心

B. 诚实守信,确保药品质量

C. 依法促销,诚信推广

D. 指导用药，做好药学服务

    E. 合法采购，规范进药

2. 药品的特殊性包括（　　）。

    A. 质量的重要性   B. 专属性

    C. 消费者被动性   D. 时效性

    E. 竞争性

3. 下列哪些做法体现药品营销的"诚实守信"的道德品质？（　　）

    A. 遵守 GMP 操作规程

    B. 戒欺、诚信

    C. 修合无人见，存心有天知

    D. 不做虚假广告、不销售假药

    E. 某药品进价 4.5 元，销售价 85 元

4. 下列哪些做法体现了药品营销人员的道德规范？（　　）

    A. 一心赴救，一丝不苟

    B. 热情礼貌，真诚可信

    C. 尊重爱护，平等待人

    D. 忠于职守，尽责社会

    E. 遵守 GMP 操作规程

5. 下列哪些做法体现了药品营销领域道德要求的作用？（　　）

    A. 可以提高药品营销人员的素质，改善服务态度

    B. 顾客受益于产品供应及时、质量保证等方面

    C. 药品营销人员自身修养与知识技能也有较大提升

    D. 社会风尚更好，更能体现诚信与公平

    E. 让企业竞争更加激烈

四、简答题

1. 市场经济下的一般营销道德是什么？

2. 简述药品营销的特殊性。

3. 简述药品营销领域的商业道德。

4. 药品营销人员的道德要求是什么？

5. 药品经营企业的道德要求是什么？

6. 药品营销领域道德要求的作用是什么？

第 **6** 章

药品科研领域的道德

本章教学目标

☆ 掌握药品科研人员的道德要求；

☆ 熟悉药品科研领域的一般道德要求；

☆ 了解药品科研的意义和药品科研领域面临的伦理道德挑战。

科研是当今社会发展最重要的推动力，同时也是人类最基本的实践活动之一。科研的基本任务是解决人类对客观世界能与不能、知与不知的矛盾。人类对客观世界的认识是通过科学研究实现的，人类对客观世界的改造也是通过科研达到的，而在此过程中，如果药品科研人员想使自己的劳动成果有利于人类和社会的发展，那么他们必须具有高尚的情操和良好的道德意识。伴随着现代科学技术的飞速发展，科研道德极其重要，而其中最重要的莫过于与人类生命直接相关的药品科研道德。

第一节　药品科研道德的意义和道德要求

药品直接关系到人们的生命。药品科研的目的是揭示生命运动的本质和规律，探讨增进健康、战胜疾病的途径和方法，同时提高药品质量，开发药品新技术和新品种，增进药品的有效性和安全性。药品科研是推动药学发展的内在动力。药品科研道德是调整药品科研中人与人、人与社会之间的伦理关系所应遵循的行为规范。

崇高的科研道德能够保证科学研究达到预期目的，同时也会促进药学科学发展。在这个领域，药品科研人员面对的是生命、科学与道德之间的矛盾，这是必须面对并需要解决的课题。

药品科研表现出强烈的道德色彩，体现出强烈的道德性质。药品科研道德是一个特殊领域，是药学职业道德的一个重要组成部分。它能够调整药学研究实践中各种利益矛盾，指导药品科研人员根据确定的道德原则，在两难境地中做出正确的行为选择。

一、药品科研道德的意义

药品科研道德是药学发展和药品科研的精神动力和必要导向。它规范了药学的正确发展方向，确保药学的人道主义性质。药品科研在研究的目的、方法和手段的选择上，实验方式的采用上，实验结果及其应用上，都和参与研究的各方面密切相关。其中，科研主体与科研客体之间、科研客体与社会群体之间、同行之间、现实与长远之间的利益冲突，有时是十分尖锐的。在这些矛盾面前，如果药品科研人员要确保自己的行为符合药学人道主义的性质，使自己的行为符合人类整体健康利益和受试者个人至高无上的生命利益的需要，就变得相当困难，就需要药品科研道德的指导。

（一）体现药品科研的功能

药品科研道德的意义体现出药品科研道德具有说明功能、进取功能和调节功能。

1．说明功能

说明功能是指通过正确的药品科研道德观念，使药品科研人员在科研过程中认识"善"与"恶"，明辨"是"与"非"，分清"正确"与"错误"，从而解决问题的"应该"与"不应该"，使药品科研人员做出正确的行为选择判断。说明功能依据正确的药品科研道德意识和观念而得以实现。

2．进取功能

进取功能是指引导药品科研人员在药品科研道德的引导下不断完善自身的道德人格、树立正确的科研目的、追求更远大的目标，从而保证药品科研事业的顺利进行。进取功能需要社会的支持和药品科研人员高度的自律性。

3．调节功能

调节功能主要在于调节药品科研领域的各种利益矛盾。调节功能包括科研主体与科研客体、科研主体内部群体之间以及科研主体、科研客体与社会之间的矛盾。调节功能制定各种规范来约束指导药品科研人员的行为，解决"做什么"和"怎么做"的问题，从而保证药品科研能够正常有序地进行。

（二）引领药品科研的方向

把药品科研与人们的健康需要、中国特色社会主义事业建设、药学发展三者紧密结合起来，是当今社会主义药学伦理学的要求。我国经济发展的实力状况决定了药品科研要解决什么问题，要进行什么样的研究。

药品科研人员只有发现和解决医疗卫生工作中的各种新问题，保障和增进人类的健康，才能推动社会主义药学的发展；否则，药品科研就会失去社会价值和道德价值，就会变得毫无意义。因此，无论是小项目还是大项目、基础的还是临床的，凡是能够协调人们的健康需要、中国特色社会主义事业建设和药学发展三者关系的选题，都是有实际意义的。随着新的诊断、治疗技术的不断问世，新的药品又出现了许多新的问题。有些新药品、新器械和新技术在具有某种诊断、治疗和保健的同时，还具有某些副作用，患者应用后会出现不良反应，甚至会影响患者的健康。

这就存在着"怎么做是不符合道德的，怎么做是合乎道德的"问题。如果药品科研人员抱着对人民负责的态度，有高尚的道德境界，他就能审度得失、权衡利弊及决定取舍；如果药品科研人员急于成名，道德境界不高，一心只为个人打算，甚至为了请功受奖，明知药品有害也向社会推广，就会给社会和人民带来严重危害。

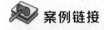 **案例链接**

我国著名的医药学家楼之岑教授在选择课题时，首先考虑人民的健康和国家建设的需要，而不是片面强调和追求高深的理论。他常说："国家亟待解决的问题，就是科研首先要解决的课题。"他以应用药学方面的实际成就为药品科研人员树立了榜样。

科学研究的客观要求是，既彼此分工又相互协作。随着现代药学科学技术的发展，药学与其他学科之间的联系也越来越密切，各学科体系内的分科也不断精细化。现代药品科研课题的完成，不仅要求本学科科研人员精诚团结、亲密合作，而且常常要求进行跨学科、跨单位和跨地区的分工协作，甚至有些课题需要国际协作才能完成。医学、化学、病理学、毒理学、生物学、微生物学、药理学、物理学、物理化学、药剂学、化学工程、生物工程、电子计算机、市场学、商品学和情报学等多个学科的联合运用，才能保证现代药品的研究和发展顺利进行，这就需要药品科研人员要善于和乐于协作。

在这里，道德的作用和要求显得尤为突出和重要。药品科研人员只有正确认识自己和自己所承担的科研项目，才能在一个科研群体中做到互相尊重、互相学习、互相支持，与他人协同工作。如果药品科研人员没有良好的道德修养，就会以自我为中心，排斥同行、互相保密、不识大体、不顾大局，这种行为必将阻碍科学研究的进行。因此，搞好药品科研的重要条件是群体合作。许多著名的药学家取得的卓著成就，都是他们善于与他人协作的结果。

（三）药品科学发展的精神动力

道德与科学，两者互相影响、互相促进，又共同发展。药品科研人员必须具有高尚的品德，这是科学的要求，而科学事业发展的精神动力就是高尚的品德。

马克思主义对科学的推崇，是扎根于现实世界的、符合未来客观发展方向的。这种情感建立在科学基础之上，既基于客观现实，又符合事物发展的客观规律。马克思主义情感动力是基于实践基础上的精神动力，它的根基便是实践。

药品科学与药学职业道德的关系也是如此，一部药品科学发展史同时也是一部药品科研道德发展史。古今中外，任何重大药品科学成果的取得，都是药品科研人员把聪明才智与高度的事业心和责任感、高尚的职业理想、严谨求实的治学态度、大公无私的献身精神和艰苦奋斗的工作作风紧密结合起来的结果。在药品科学史上，许多著名的药学家不仅在自己的学术领域内有突出的造诣，而且为社会科学发展作出了突出贡献，表现出为社会、为科学献身的高尚品德。

二、药品科研领域的一般道德要求

药品科研工作的整个过程，包括确定课题、搜集资料、观察实验、发表研究成果及实践运用，每个环节都有道德问题。药品科研道德贯穿整个科研过程的始终，在这个过程中，哪些思想行为是合乎道德的，哪些是不合乎或者违反道德的，每个药品科研人员都必须有一个清楚的道德是非标准。

(一) 实事求是

1. 实事求是是科学的灵魂

科学最本质的特征就是实事求是、尊重事实。药品科研揭示的是人体生命现象的本质、探寻增进人类健康与战胜疾病的方法和途径，因此应在客观事实的基础上，实事求是地抽取反映客观实际的规律。药品科研人员只有尊重科学、尊重事实并坚持客观诚实的原则，才能真正揭示药品的客观规律。这种本质和规律不是任何人的主观意志所能决定的，而是要靠药品科研人员以完全诚实的态度去发现的。

在科学研究中，药品科研人员要力戒弄虚作假、不顾事实、欺世盗名的恶劣作风。弄虚作假是对人民、对社会不负责任的表现，是与科学精神相违背的，更是一种不道德的行为。

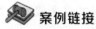 **案例链接**

> 发现胰岛素的诺贝尔奖获得者班丁，在引用他人研究胰岛素的论文时，将原作者的阳性结果改为阴性，抹杀了另一位科学家的成果，使得本应当与班丁分享诺贝尔奖的科学家名落孙山。班丁本人的形象因此受损，他违反科学道德的行为备受科学界谴责。

2. 实事求是还要求在推广、宣传药品科研成果时应当准确、真实

无论是药品论文、著作，还是药品广告、专题报道、新闻广播等各种宣传，都要对人民负责。

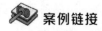 **案例链接**

> 20世纪80年代，某市医院宣布研制成功了一种抗癌中草药，许多患者看到媒体报道慕名而来。事后查明，这种抗癌中草药对治疗癌症没有任何效果。随后，报道这则新闻的媒体又纷纷更正。这不仅破坏了该医院正常的工作秩序，

而且使很多患者在精神和经济上都受到了损失。因此，任何一项科研成果在推广时一定要实事求是，不仅要考虑眼前的利益，而且要考虑长远的利益。

3. 实事求是还要求勇于修正错误

由于受个人能力所限，有时药品科研人员在药品科研工作中难免犯这样或那样的错误，这是正常现象，但是错误一经发现，就要勇于正视和改正。药品科研人员勇于修正错误不仅不会影响自己的声誉，反而更能证明自己的品德高尚。

4. 实事求是也是科学的生命

药品科研的任务在于揭示和认识药品领域客观对象的本质和运动规律。因此，任何一个药品科研人员在工作中都必须采取认真严肃的态度，把尊重事实视为与尊重人的生命一样重要。药品科研需要进行大量的实验，实验是药品科研工作中十分重要的一个环节，药品科研中的很多成果都是在掌握大量实验材料的基础上，经过科学的综合分析总结出来的。因此，在实际的药品科研工作中，药品科研人员必须做到：

（1）设计的实验必须合理，并且能够全部完成各项实验步骤和项目。

（2）在实验中，药品科研人员必须观察并如实记录实验数据，保证实验结果的可靠性、准确性和可重复性。

（3）药品科研人员对实验结果的分析，一方面应客观地估计实验过程中的各种主观因素，另一方面在与假说相对照时应注重实验结果，如果在发现实验不符合要求或失败时，必须重新实验，而不能把失败或不合格的结果作为依据。

（4）药品科研人员撰写的科研论文要尊重客观事实，对于实验中获得的各种原始材料和数据，经过归纳和科学统计处理后，通过科学思维进行抽象和概括，做出符合实际的总结和科学结论。

（5）药品科研人员切忌不懂装懂、粗枝大叶、轻率马虎，这不仅会危害药学科学事业的发展，而且也会损害国家和人民的利益。

（二）坚持真理

敢于突破传统的观念束缚，冲破社会舆论的诽谤和攻击，冲破权威的压制，甚至冲破整个社会习俗，坚持真理，需要相当大的勇气。在这样巨大的压力面前是否能坚持真理，是对药品科研人员的严峻考验。

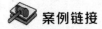 **案例链接**

　　在医学界，第一个提出血液小循环学说的西班牙医学科学家、医生塞尔维特因为反对教会的错误观点，受到惨无人道的严刑拷打，但他毫不畏惧。他说：

"我知道我将为自己的学说、为真理而死，但这并不会减少我的勇气。"塞尔维特在被教会即将执行火刑的时候，镇静地说："烧吧，真理是不怕火烧的！"塞尔维特为真理献身的勇气，来源于他对科学真理和医学事业的坚定信仰和追求。

（三）团结协作

现代科研已经进入群体创造的时代，新技术和新知识不断出现，各学科的传统界限正在逐渐消除，许多重大课题的研究都体现了多方面力量和多学科的合作。科研协作已经成为加速药学科学发展的一项重要措施，也是当代科学发展的一个重要条件。因此，药品科研人员需要具有团结协作的道德风范。

从历史唯物主义的观点来看，科学具有继承性，每一代人的成绩都离不开前人的劳动成果，后人继承前人的科学成就，在原有基础上向新的高峰攀登。药学的继承性尤为明显，没有前人的劳动就不可能有后人的成功。从某种意义上来说，尊重他人的劳动正是取得新成绩的基础所在。药学的发展也是如此。实事求是地对待合作者的贡献、正确处理与合作者的关系、正确评价他人的科学成果、尊重他人的研究成果，特别是正确对待自己的名利，体现了一名科研人员的优良品德。

三、药品科研人员的道德要求

药品科研道德具有规范性。它既有与其他专业科学研究相同的一般道德要求，也有独具药品科研领域自身特点的特殊道德要求。

（一）理想与志向

在药学上做出卓著贡献的人无一不是富有志向和理想的。他们对于人类的健康事业负有强烈的责任感，十分关心人类的健康事业，因而总是尽力用自己的学识来造福人类。

药品科研是一项与人民群众的身体健康和生命安全密切相关的、极为复杂的工作。药品科研人员在进行科研工作时，应始终为了增进人类的健康开展工作。只有这样，药品科研人员才能不计较个人得失、不图个人名利，严格遵循药学实验的伦理要求，为人类的健康事业坚韧不拔地工作。有了这种道德境界，药品科研人员才能不被名誉地位、金钱物质所诱惑，才能把握前进的方向。

案例链接

中国医药学家修瑞娟在国外留学时，提出了著名的"修氏理论"，在国际医学界享有盛名。国外许多制药厂都看重修瑞娟的研究成果带来的商机，纷纷与她联系，希望合作。但最终都被修瑞娟谢绝了，她毅然带着成果回到了祖国，在微循环领域开始了新的探索。

明清时期的医药学家卢之颐潜心研究医理并专心著述。经过 18 年的勤奋努力，他完成了著作《本草乘雅半偈》。后因积劳成疾而致双目先后失明，但他著述不辍，为科学献出了他的全部精力。这种精勤不倦的科研实践正是崇高理想不断激励的结果。

总之，药品科研人员的理想要远大、目标要具体，而且要锲而不舍、坚定执着。如果药品科研人员有了志向和理想，就必然会对自己的事业有如痴如醉的迷恋之情。

（二）仁爱与严谨

药品科研人员从事的是直接关系到人类的健康与生命的事业。医乃仁术，药品科研人员必须满怀对生命和人类的崇敬与热爱，愿意为维护和挽救人类的健康与生命奉献自己的毕生精力。如果药品科研人员对人类的生命缺乏珍爱，对人类的痛苦没有同情心，则不适合从事药品科研工作。如果药品科研人员为了个人的名利或者其他利益而去发展药学，则将不可避免地会给实验对象带来不可挽回的损失。

发展药品科学是在探索生命的奥秘，而生命对于每个人只有一次。它不允许药品科研人员有任何的失误或者疏忽。因此，药品科研人员必须具有严谨的作风，在这个特殊的领域，严谨具有强烈的道德意义。

（三）勤奋与责任

埋头苦干、脚踏实地是成就事业的基础，也是增长才干、获取知识的最根本途径。在医药科学发展的进程中，新事物层出不穷，新发现、新理论不断涌现，没有刻苦的精神和强烈的求知欲望，没有顽强的毅力和坚定的意志，是不可能获得成功的。

案例链接

任何一项事业的成功都不是一蹴而就的。它需要人们花费巨大的心血，甚至耗尽毕生的精力。李时珍用了 27 年的时间才写成《本草纲目》；获得 1977 年诺贝尔生理学或医学奖的罗杰·吉尔曼和安德鲁·沙利，经过整整 22 年的你追我赶的奋斗，才获得分离下丘脑激素的成功。他们从上百万个下丘脑中分离出几毫克的下丘脑激素，为了获得这上百万个下丘脑，要收集和处理上百万只猪或羊的脑才行。

药品科研成果既关系到个人的生命利益，也关系到人类的整体利益。特别是面对现代药品高科技的飞速发展，医药科学的研究将直接关系到人类自身的长远利益和未来，如对克隆技术的研究，对基因工程及药物的研究等，都关系到人类的整体利益。因此，今天的药品科研必须具有对全人类整体利益负责的高度责任感，才能确保药品科研能够有利于人类。

（四）进取与奉献

医药科学每前进一步都会面对更多的未知空间。只有敢于探索、勇于进取，才能迈进新的领域。没有创新和探索，前进的步伐就会停滞。医药科学发展史上每一个新的建树，无一不是对它以前的某种权威理论的挑战，因此药品科研人员要以不盲从、不迷信为信条，解放思想，做勇于开辟新道路的勇士。

药品科研人员在进行科学实验时不可能一帆风顺，挫折、困难、失败都是不可避免的。任何成功都是千百次失败换来的，如果药品科研人员没有彻底的献身精神和顽强的意志，就不可能完成创新事业。科学对科研人员意志的考验，常常是十分严峻的，不仅需要科研人员耗费心血，有时甚至要做出重大牺牲，包括宝贵的生命。

第二节　药品科研领域面临的伦理道德挑战

科研实践推动了社会的进步，也推动着医药事业的发展，而医药事业的每一步前进都面临着道德的挑战。

一、新药人体实验的道德要求

人体实验是与药品科研的特点密切相关的。任何一种新技术和新药物，由于动物与人之间存在差异，在推广应用之前都要经过人体实验阶段，只有经过人体实验观察，证明无害并有利于某种疾病的治疗时才能正式推广应用。

人体实验随着医药科学的产生而产生。古今中外有不少科学家在科学研究中，为了结论的准确性，往往以大无畏的牺牲精神用自身做实验。他们这种献身精神使人们免受更多的灾难。现代医药科学使人体实验有了更好、更完备的条件，安全性有了较好的保障。在人体实验中，受试者承担了一定的风险，但给大多数人带来利益，有的受试者还可能在接受实验中获得意外的疗效。

人体实验是药品科研的一种表现形式和特殊手段。它以人作为研究对象和受试者，运用科学的手段，有控制、有目的地对受试者进行试验、试治等项研究，以验证药品科研成果对人的作用与价值。它是医药科学研究的最后环节。

人体实验的价值是由药品科研的特殊性决定的。药品科研的目的是维护人类的健康，其成果最终要应用于人类，因此需要经过人体的验证。在药品科研中，人体实验是不可跨越的必要环节，具有不可替代的价值。由于医药科学人体实验直接关系到人类的生命，因此，在受试者生命利益与医药科学发展面前，如何正确处理两者之间的关系，就成为药品科研道德必须面对的问题。

国际上关于人体实验的第一份正式文件，是 1946 年第二次世界大战之后纽伦堡军事法庭审判战争罪犯之后发表的《纽伦堡法典》。它提出了关于人体实验的十点声明，主要内容包括：①受试者的自愿同意绝对必要；②实验应该收到对社会有利的富有成效的结果，用其他研究方法或手段是无法达到的，在性质上不是轻率和不必要的；③实验应该立足于动物实验取得的结果，在对疾病的自然历史和别的问题有所了解的基础上，经过研究，参加实验的结果将证实原来的实验是正确的；④实验进行必须力求避免受试者在肉体上和精神上的痛苦和创伤；⑤事先就有理由相信会发生死亡或残废的实验一律不得进行，除了实验的医生自己也成为受试者的实验不在此限；⑥实验的危险性，不能超过实验所解决问题的人道主义的重要性；⑦必须做好充分准备和有足够能力保护受试者排除哪怕是微之又微的创伤、残废和死亡的可能性；⑧实验只能由科学上合格的人进行。进行实验的人员，在实验的每一阶段都需要有极高的技术和管理；⑨当受试者在实验过程中，已经到达这样的肉体与精神状态，即继续进行已经不可能的时候，完全有停止实验的自由；⑩在实验过程中，主持实验的科学工作者，如果他有充分理由相信即使操作是诚心诚意的、技术也是高超的、判断是审慎的，但是实验继续进行，受试者照样还要出现创伤、残废和死亡的时候，必须随时中断实验。

《纽伦堡法典》关于人体实验的十点声明奠定了人体实验道德原则的基础。1964 年，在芬兰赫尔辛基召开的第十八届世界医学会大会通过《赫尔辛基宣言》，它对指导医务卫生工作者从事包括以人作为受试者的生物医学研究方面提出建议和遵守的准则，之后又陆续进行修订，目前修订到 2013 年版。《赫尔辛基宣言》发展和完善了《纽伦堡法典》的精神，成为目前指导人体实验的权威的国际医德规范。

1982 年，国际医学科学组织委员会及世界卫生组织制定了《人体生物医学研究国际伦理指南》。其目的是为《赫尔辛基宣言》提供一个详尽的解释，促进人体实验研究中伦理原则的正确运作。该指南在广泛征求意见并补充之后，于 1992 年 2 月经国际医学科学组织委员会、世界卫生组织批准，于 1993 得以出版并广泛发行。2002 年，国际医学科学组织委员会及世界卫生组织又根据新版《赫尔辛基宣言》对该指南进行修订，

2002 年版指南一共有 21 条。

《赫尔辛基宣言》提出来的人体实验道德是指导医药学人体实验的根本原则，它的主要内容如下：

（一）维护受试者利益

医药人体实验中的很多方法和措施都可能包含对人体的某种伤害或潜在的危险。因此以人为对象的生物实验必须坚持以维护受试者利益为前提，严格遵守人体实验的道德规范。药品科研人员应该自觉地制止或阻止受试者出于各种目的而参加具有可预测的高风险性人体实验，即使这种实验对科学或者社会具有重大意义也不能例外。受试者的利益重于药品科研和社会的利益，药品科研人员应该自觉地把受试者的利益摆在首位，是药品科研道德的特殊性所在。

（二）尊重受试者的人格和知情同意的权利

在医药人体实验过程中，受试者常常处于一种相对被动的位置。这是由于实验双方在医药人体实验中各自不同的角色、任务决定的，并不表明双方地位、人格和权利的不同。所有药品科研人员必须知道，受试者具有自己独立完整的人格尊严、人身权利和自由。实验者必须给予他们完全的尊重，包括他们自主的知情同意的权利。尊重受试者的人格和知情同意的权利，是所有药品科研人员必须遵守的道德规范，是药品科研人员应该特殊具备的科学道德素养。

（三）坚持符合医学目的的科学研究

药品科研成果会让人们对生命的认识程度更加深刻，对生命的控制能力更为强烈。因此，药品科研必须对人的生命负责，必须有利于维护人的生命。这是医药科学的目的，也是药品科研的目的。坚持医药科学的人道主义目的是进行药品科研的前提和宗旨。只有坚持医药科学人道目的的方向，才能确保医药科学对人类具有的积极意义。

（四）坚持科学性原则

以人作为受试者的生物医药科学研究直接关系到人类的生命，而科学性是人类的生命利益的基本保证。药品科研人员必须严格遵守科学性原则，这是对人类生命负责，对人类的生命利益负责的具体表现。因而，坚持科学性原则不仅是科学要求，而且是道德要求。

（五）全面把握整体性的原则

《赫尔辛基宣言》规定：①该宣言应该被作为一个整体解读，在应用它的每个构成段落时都应该考虑所有其他相关段落；②促进和维护患者，包括那些参与医学研究的人的健康、幸福和权利是医生的职责，医生应奉献其知识和良心以履行这一义务；③参与医学研究的医生有责任保护受试者的生命、健康、尊严、完整性、自我决定权、隐私以及个人信息机密；④任何国家性的或国际性的伦理、法律、管理的要求都不能削弱或取消本宣言中提出的任何对受试者的保护；⑤必须确保因参与研究而受伤害的受试者得到适当的补偿和治疗；⑥研究人员、作者、主办方、编辑和出版社对于研究成果的出版和传播都负有伦理义务；⑦与本宣言原则不一致的研究报告不应该被接受和发表。这些规定要求实验者应全面保障受试者的整体利益，包括受试者的身心健康、社会影响、经济负担及福利等方面。同时要求实验者全面贯彻上述原则，体现出实验者及相关人员责任的整体性。

2023 年 2 月，国家卫生健康委员会、教育部、科学技术部、国家中医药管理局联合印发《涉及人的生命科学和医学研究伦理审查办法》，其中规定：涉及人的生命科学和医学研究应当具有科学价值和社会价值，不得违反国家相关法律法规，遵循国际公认的伦理准则，不得损害公共利益，并符合以下基本要求：

1. 控制风险

研究的科学和社会利益不得超越对研究参与者人身安全与健康权益的考虑。研究风险受益比应当合理，使研究参与者可能受到的风险最小化。

2. 知情同意

尊重和保障研究参与者或者研究参与者监护人的知情权和参加研究的自主决定权，严格履行知情同意程序，不允许使用欺骗、利诱、胁迫等手段使研究参与者或者研究参与者监护人同意参加研究，允许研究参与者或者研究参与者监护人在任何阶段无条件退出研究。

3. 公平公正

应当公平、合理地选择研究参与者，入选与排除标准具有明确的科学依据，公平合理分配研究受益、风险和负担。

4. 免费和补偿、赔偿

对研究参与者参加研究不得收取任何研究相关的费用，对于研究参与者在研究过程中因参与研究支出的合理费用应当给予适当补偿。研究参与者受到研究相关损害时，应当得到及时、免费的治疗，并依据法律法规及双方约定得到补偿或者赔偿。

5. 保护隐私权及个人信息

切实保护研究参与者的隐私权，如实将研究参与者个人信息的收集、储存、使用及保密措施情况告知研究参与者并得到许可，未经研究参与者授权不得将研究参与者个人信息向第三方透露。

6. 特殊保护

对涉及儿童、孕产妇、老年人、智力障碍者、精神障碍者等特定群体的研究参与者，应当予以特别保护；对涉及受精卵、胚胎、胎儿或者可能受辅助生殖技术影响的，应当予以特别关注。

二、实验用动物的生命权利

医药研究离不开动物实验。人们借用动物实验来攻克各种疑难疾病，研究各种疾病的机制，揭示遗传的奥秘，探索生命的起源。特别是在药学的发展中，动物实验更是不可替代的。

实验动物是指经人工饲育，对其身上携带的微生物实行控制，遗传背景明确或者来源清楚的，用于科学研究、教学、生产、检定以及其他科学实验的动物。实验用动物则是指一切能用于科学实验的动物，除了实验动物之外，还包括观赏动物、经济动物和野生动物等。

医药实验直接作用于生命，因此不得不借助少量动物作为人类的模型或替身来完成各种实验。动物的生命权利从根本上说应体现在人类善待动物的态度和行为上。尊重动物的生命权利是药品科研人员应具备的道德素质之一。

在医药实验中，为了人类的利益，动物实验不可能取消，重要的问题是如何限制实验给动物造成的痛苦，使实验用动物在实验过程中免遭不必要的伤害。

为此，各国都制定了动物实验管理法律，既保证了实验结果的科学性，也保护了实验用动物免受不必要的伤害。在这方面，我国也给予了高度重视。国务院批准发布的《实验动物管理条例》，对实验动物的饲育、管理、营养、操作规程、检疫和传染病控制等提出了严格要求，并要求从事实验动物工作的人员必须爱护实验动物，不得戏弄或虐待。《实验动物 福利伦理审查指南》（GB/T 35892—2018）中指出，各类实验动物管理和处置，要符合该类实验动物规范的操作技术规程。防止或减少动物不必要的应激、痛苦和伤害，采取痛苦最少的方法处置动物。

三、基因药物的研发与使用

基因代表人类的遗传信息，人们可以通过对基因的认识，来揭示人类生命中的奥秘。基因技术不仅可以广泛用于诊断、治疗疾病以及优生方面，对攻克遗传缺陷及肿瘤等主要的疑难疾病均具有很重要的意义。同时，人们也可以用基因研究来构建植物和动物的新品种等。

通常，人们将健康的外源基因导入有基因缺陷的细胞中，达到治疗疾病的目的、增强体质的方法称为基因治疗。基因治疗的基本原理是利用正常的基因替换有缺陷的基因，以此来治疗遗传性疾病或其他与基因相关的疾病。这种方法涉及一系列潜在的伦理学问题，其中一个主要的争议点就是人类遗传物质的神圣性和纯洁性是否受到亵渎。

按照《中华人民共和国人类遗传资源管理条例》的规定，人类遗传资源包括人类遗传资源材料和人类遗传资源信息。人类遗传资源材料是指含有人体基因组、基因等遗传物质的器官、组织、细胞等遗传材料。人类遗传资源信息是指利用人类遗传资源材料产生的数据等信息资料。在采集、保藏、利用、对外提供我国人类遗传资源时，应当符合伦理原则，并按照国家有关规定进行伦理审查；应当尊重人类遗传资源提供者的隐私权，取得其事先知情同意，并保护其合法权益。因此，医院和社会一定要按照国家有关法律规定对人类遗传资源进行严格的安全控制，以免伤害患者及其家属、医务人员和公众等。

基因技术的迅速发展确实为人类带来了前所未有的挑战，特别是在伦理方面。基因技术不仅影响人类的生命，还影响整个社会的结构和价值观。因此，在研究和使用基因药物时，需要遵循一定的道德价值进行判断和选择。

应用基因工程技术而生产出来的特定的药物称为基因药物。基因药物的研制可以应用基因工程技术，通过基因的重新构建，让它分泌一些有用的物质从而来制造药品，或者重新构建它的基因，以降低毒性来制造疫苗。

构建新的基因来制造基因药物是一把双刃剑，一方面，它可以研制出高效的新型药物，满足人类的健康需求；另一方面，它也可以研制出具有更强毒力的，甚至是新抗原性的病毒。新病毒蔓延到社会上，后果将不堪设想。甚至有不法分子会有目的、有计划地制造病毒，作为生物武器等。

总之，虽然基因技术给人类带来了新的生命希望，但是它所带来的问题严重性必须得到重视。因此，从事基因研究的科研人员必须严格遵循国家的有关规定。利用基因技术人工制造基因药物最重要的道德判断标准是，它的应用结果是有利于人类的健康，还是有害于人类的健康。

练 习 题

一、名词解释

人体实验＿＿＿＿＿＿＿＿＿＿＿＿＿＿＿＿＿＿＿＿＿＿＿＿＿＿＿＿＿＿＿＿＿

实验动物＿＿＿＿＿＿＿＿＿＿＿＿＿＿＿＿＿＿＿＿＿＿＿＿＿＿＿＿＿＿＿＿＿

实验用动物_____

人类遗传资源材料_____

人类遗传资源信息_____

基因药物_____

二、单项选择题

1. 药品科研选择课题时应该首先考虑什么?（   ）

   A. 人民健康和国家建设的需要

   B. 自身领域的发展

   C. 科研经费的多少

   D. 有大量的利润回报

2. "医药非仁爱之士不可托"的思想体现了科研人员哪项基本道德品质?（   ）

   A. 勇于献身医药事业   B. 勤奋刻苦

   C. 仁爱之心   D. 谦虚谨慎

3. 李时珍用了 27 年才写成《本草纲目》,最能体现的道德品质是（   ）。

   A. 勤奋刻苦,坚韧不拔   B. 谦虚谨慎,永不自满

   C. 仁爱之心   D. 正直、严谨

4. 指导人体实验的权威纲领性的国际医德规范是（   ）。

   A.《纽伦堡法典》   B.《赫尔辛基宣言》

   C.《普世伦理宣言》   D.《里约热内卢宣言》

5. 不符合人体实验者权利的是（   ）。

   A. 必须具有隐私权

   B. 对整个实验过程的知情权

   C. 应该知情实验的预期效益

   D. 自愿签订同意书后,中途不能撤销,以免影响实验

6. 利用基因技术人工制造基因药物最重要的道德评判标准是（   ）。

   A. 应用结果有利于人类的健康

   B. 生产的药品应该是高效的

   C. 生产的药品应该是廉价的

   D. 领导说的算

7. 关于实验动物,描述错误的是（   ）。

   A. 各类实验动物管理和处置,要符合该类实验动物规范的操作技术规程

   B. 要采取痛苦最少的方法处置动物

   C. 白鼠耳静脉采血不用消毒直接针刺

D. 防止或减少动物不必要的应激、痛苦和伤害

三、多项选择题

1. 药品科研领域中的一般道德要求包括（   ）。
   A. 忠诚事业，献身药学
   B. 科学严谨，实事求是
   C. 团结协作，尊重同仁
   D. 以德为先，尊重生命
   E. 以课题中标拿到经费为第一宗旨

2. 人体实验道德原则包括（   ）。
   A. 维护受试者利益
   B. 尊重受试者的人格和知情同意的权利
   C. 坚持符合医学目的的科学研究
   D. 坚持科学性原则
   E. 全面把握整体性的原则

四、简答题

1. 药品科研领域的一般道德要求是什么？
2. 药品科研人员的道德要求是什么？
3. 人体实验道德原则是什么？
4. 《纽伦堡法典》中关于人体实验十点声明的主要内容是什么？

第7章

医院药学领域的道德

本章教学目标

☆ 掌握药剂人员的道德要求；

☆ 熟悉医院药学的任务和作用；

☆ 了解医院药学的伦理特征和合理用药的伦理道德。

近些年，国内外医院药学工作在取得巨大进步的同时，也加速了与之相关的各方面的发展，从单一供应型逐渐转变为科技服务型。随着医疗体系的发展和进步，药学部已经逐渐取代了传统的药剂科，这种转变是医院药学工作不断完善的体现。药学部的职责也发生了显著的改变，从简单的药品供应扩展到涵盖药品供应、药物制剂、药事管理和药学技术服务等多个方面。这种多元化的职能设置使得药学部能够在药物治疗的全过程中发挥更大的作用。

由于当今医院药学的迅速崛起，对于临床安全、有效、合理地使用药品，避免药源性疾病和事故的发生，进一步提高医院的医疗质量，保障人民的身心健康与经济利益产生了重大影响。

第一节　医院药学的任务和作用

现代医院药学的主要任务是根据国家和医院药政管理的相关法规和条例，充分运用现代化的药学技术和管理方法，深入研究关于在医院特定环境下如何有效地开展药学工作，并使之能更好地为临床医疗工作和为患者服务。随着这类科学技术的快速发展，新药、新技术、新设备在医院中得到广泛应用，使医院药学的任务量有所增加。除了制剂、调剂、药品检验和药事管理等工作之外，还要开发研制新剂型，不断提高药品质量，随时与医生、护士保持交流，协助医生用药，对于药物疗效、副作用和不良反应及时进行记录等。

一、任务

医院药学是整个临床医学的重要组成部分，它的传统任务如下：

（1）采购药品，配发（调剂）药品，保证门诊与病区药房患者的用药需要。

（2）对医院制剂及所用药品进行质量检验。

（3）少量生产配制制剂。

（4）开展药学经济、处方统计核算等工作。

（5）提供药品信息，促进合理用药等。

近年来，这些任务出现了不同程度的改变。2017 年国务院发文《关于进一步改革完善药品生产流通使用政策的若干意见》，规定门诊患者可以自主选择在医疗机构或零售药店购药，医疗机构不得限制门诊患者凭处方到零售药店购药。具备条件的可探索将门诊药房从医疗机构剥离。由于医院制剂对于数种临床急需而市场无法供应的品种的限定，使它从传统的调剂、制剂向临床药学方面发展成为必然。因此，医院药学面临着以下新的任务：

（1）深入开展临床药学，为医生的处方提供药学建议。

（2）进行药品疗效监测，实施个体化给药方案，减少药源性疾病。

（3）进行药品利用率等药物流行病学研究，促进群体用药合理性，尤其是防止抗生素的滥用。

（4）监测药品不良反应。

（5）直接面向患者，为住院患者实施单位剂量给药。

（6）为患者提供药物治疗清单，设计尽可能降低患者治疗费用的给药方案，减轻患者的经济负担。

二、作用

从以上任务来看，医院药学有以下几点作用：

（1）药师的知识结构、工作职责、行为规范会出现新的变化与要求。

（2）过去的医院药师只能在门诊药房的窗口接触患者，短时间内很难得到更多、更精准的信息。今后应将深入临床第一线，直接面对患者，提供心理咨询，交代用药须知，提高患者用药依从性。能够对药物治疗方案、用药合理性、不良反应直接提供意见与建议，排除用药过程中的一切问题。改变过去的药师只能看到"药"的模式，使他们今后能更多地看到"人"。

（3）在日常的医疗工作中，医生、护士、书本、药学团体能更好地有机结合。

三、伦理特征

医院药学伦理位于药品使用的环节，与药品研制、生产和经营领域的道德方面有许多共通点，与药品的特殊性、药学人员行为规范、基本的药学职业道德原则等方面是一脉相承的。除了以上共通点之外，医院药学伦理还有以下特征：

（一）具有医学伦理学的特征

医院药学伦理也具有医学伦理学的特征。与医德一样，医院药学伦理学也是以维护人类健康利益作为评价医院药师道德善恶的标准；按医德的要求调整医院药师与各个方面的相互关系，医院药师与医生、护士具有相同的医德规范。它要求医院药师有文明的语言、优雅的举止、良好的服务态度、高尚的品质，具有以患者为中心、关爱和尊重患者的向善精神。

（二）承担社会道德义务的特征

传统医学伦理学与现代医学伦理学的一个重要区分标志就是，前者研究的对象仅限于医疗活动中人们之间的相互关系，而后者在前者的基础上进一步扩展为人与社会的道德关系；同理，除了对患者承担道德上的义务之外，药学人员还要对国家、社会承担道义上的职责。医院药师的社会责任主要有向消费者介绍、推荐最佳治疗药物和用药指导，分发销售非处方药，药品不良反应的监测报告，国家药品政策的贯彻执行，对特殊管理药品和抗生素的合理使用等。

第二节　医院药剂工作的道德要求

药物是治疗疾病的重要手段，医疗成败的关键在于能否合理用药。绝大多数来医院就诊的患者都要通过药物治疗才能康复。因此，药剂人员的道德品质将直接关系到患者能否安全有效合理地用药、能否恢复健康，并且关系到医院工作能否正常顺利进行。

医院药剂工作的情况不仅取决于药剂人员的技术水平，也取决于他们的工作态度和道德水平。药剂人员的道德伦理是药剂人员在工作过程中应严格遵守的行为规范，主要包括职业道德的要求、规范、特点及发挥作用的形式等。同其他职业道德一样，药剂人员的道德不仅受一定时期社会公德的束缚，而且要反映出职业的具体特点。药剂人员的道德是一般社会公德在此行业的具体体现。从本质上来说，药剂人员道德从属于上层建筑、意识形态范畴，是一定经济基础的反映并为这个经济基础服务。

医院药剂人员道德的基本特点是具有鲜明的行业性、整体的协作性、严格的科学性、广泛的社会性。行业性是指对药剂人员的行为规范始终围绕着药剂工作的各个环节。协作性是指医院药剂工作是医院工作的重要组成部分，不同于商业药剂工作，它应该为临床服务。科学性是指由于医院药剂工作与人的健康及生命安全相关联，所以对药剂人员的行为规范必须是具体的、科学的、严密的，任何疏忽和大意都是不允许的。社会性是指药剂人员的道德是整个社会道德的组成部分，要受到社会其他道德的影响。如同药剂人员不能独立在社会之外工作一样，药剂人员的职业道德也必然在一定的社会活动中形成。

一、药剂工作的地位和作用

药剂人员的道德伦理是调整药剂人员之间关系的行为规范，是所有药剂人员在日常工作中应遵循的道德准则。

药剂人员的道德涉及的范围非常广泛，所要调整的关系也比较复杂，主要包含以下几个方面的内容：国家、集体、个人之间的关系；药剂人员同社会各方面工作人员之间的关系；药剂人员同患者之间的关系；工作内部包括采购、生产、保管、药房调配、发药之间的关系。在这些关系中，既涉及经济利益，又涉及伦理问题。其中最主要、最根本、起决定性作用的是药剂人员同患者之间的关系。

医院药剂工作与医院的其他工作一样，本质都是为了救治患者，改善患者的健康状况，为人民的医疗保健事业服务。只要药剂人员具有全心全意为患者服务的精神和一切为了满足患者需要的高尚道德情操，上述的一切问题都会迎刃而解。药剂是一种特殊商品，关系到救死扶伤、防病治病工作的顺利进行。这类工作是临床药剂供应的一个最重要环节，它直接关系到临床的医疗效果，关系到患者的安危。

自制药剂是市场无法供应，药剂部门根据医疗需要而自行配制的药物，主要包括不适合制药企业大量生产、储存期短和医院特殊需要的种类。在一般大中型医院内，自制药剂约占所用药品总数的 15％～20％。医院开展自制药剂工作不仅保证了日常医疗用药的需求，而且提高了医院本身的药剂水平，对于满足临床需要、方便患者起了很大的作用。

良好的药剂工作道德教育有以下几点作用：

（一）做好医院管理的重要前提

良好的药剂工作道德教育是贯彻执行医院规章制度的重要保障。良好的药剂工作道德是贯彻执行医院规章制度的重要保障。医院制定的各项规章制度与人是相互关联的，制度要人来执行，而规章制度的贯彻执行离开了药剂人员的良好道德就无法保证。一个道德素养差的人常常会感到正确的规章制度是一种约束，他们或被动地执行，或违反规章制度，抑或按自己的理念执行。而在特殊、紧急情况下，需要灵活处理的事情，他们又死卡规章制度，阻碍工作的顺利进行。但是具有良好道德素养的人会非常自觉地执行正确的规章制度，而且能够在执行中表现出主动性、规范性和创造性，使之不断完善。因此，良好的药剂工作道德是搞好医院管理的重要前提。

（二）医院药品供应的重要保证

药剂工作主要是为了满足临床的需要，保证患者得到最佳治疗。良好的药剂工作道德教育促使广大药剂人员从大局出发、从患者的利益出发、从最佳药物的选择性出发，以高度的责任感把患者当作自己最亲、最近的人，自觉地深入了解临床和科研的需要，多渠道采购原材料，从而提高现有设备的使用效率，深入进行技术改造，为设备改造提供所需的药品。

（三）提高药品质量的重要保证

良好的药品质量是治疗上的基本前提，是对药剂工作的基本要求。药品质量固然与原材料、技术条件、设备和环境条件等因素有关，如果药学人员缺乏职业道德，操作不合规程，也不会生产出高质量的药品。在自制药剂工作中，虽然有检验人员进行质量检查，但这种检查不是全面持久的。只有作为主体的药剂人员以身作则，严格遵守药剂人员职业道德规范和药品管理法规，才能将药品的质量和安全建立在可靠的基础之上。用药是否安全有效，与药剂人员和医生的道德素质也有不可拆分的关系。良好的药剂工作道德有助于增强药剂人员以及医疗人员的道德责任感，治疗好患者也会让他们产生自豪感和欣慰感，让他们能耐心主动地对所有的药品经常性地检查，精心保养、时常清理，以免变质。药房是给患者提供药品的部门，良好的职业道德能使药剂人员严格把守质量关，从药品购入、进库，再到分装、整理、发药，都会十分小心谨慎，如果发现问题，药剂人员会及时妥善处理，决不让假劣药品危及患者的生命安全。

（四）整体协调药剂人员之间关系的重要条件

良好的药剂工作道德教育是建设社会主义精神文明非常重要的内容。现代化的药剂工作是一个多层次、多系统的有机结构，想做好此项工作，必须使药剂人员之间，以及药房、药剂部门、采购部门、保管部门等之间有良好的默契关系，使药剂人员的注意力放在提高服务质量的目标上，认真热情、兢兢业业、并然有序地做好服务工作。以上的种种，如果没有药剂人员良好的道德作为保证是不可能实现的。因此，良好的药剂工作道德教育非常重要，会促使药剂人员对工作一丝不苟、尽职尽责，并且与同事团结合作，对患者一视同仁。具有良好职业道德素养的药剂人员急临床之所急，想患者之所想。在业务上，药剂人员刻苦钻研知识，苦练技术，精益求精，从临床的实际出发，不断学习新的技术和知识，为临床和患者提供更多的方便。例如，将药品的大包装改为小包装，将瓶装药品改为小封闭型包装，并且根据部分中药汤剂配方制成易于服用的丸剂、散剂、糖衣片剂和口服液等。在对一些常见病的治疗上，药剂人员根据患者的不同状况和治疗上的差异，精心制成针对同一疾病的不同制剂，供临床上做出不同的选择。

良好的药剂工作道德教育不仅有助于药剂人员提高自身的道德素养，对做好本职工作也有益处，而且这种良好的职业道德表现还会通过药剂工作这个窗口，向社会传播良好的道德风气。药剂人员通过自己的艰苦努力，把质量可靠、品种齐全、经济实惠、价格合理的药品提供给患者，用自己的真诚热情关心患者，让患者感受到家一般的温暖，从而对整个社会的精神文明建设产生积极的作用。

二、药剂人员的道德要求

(一) 调剂人员的道德要求

调剂是指药房调配和分发药品,它是医院药剂部门的基本工作,也是药品供应临床的最后一个环节,是临床治疗工作不可缺少的重要步骤。调剂工作的首要要求是准确无误,在这个问题上不能有半点马虎。调剂人员要互相协作团结,要以满腔热情关心患者,了解他们的疾苦,理解他们的心情,把温暖送给患者,让他们对治疗充满信心。

1. 审方仔细认真,调配准确无误

调剂人员在接到处方后,需认真仔细审查处方,不能模棱两可,更不能只求快速、敷衍了事。准确迅速地对药品进行调配,正确地给患者提供药品,不仅是调剂人员对患者用药安全负责的具体表现,也是职业道德的基本要求之一。

调剂人员在发药时要特别注意以下内容:①准确了解患者姓名、性别和年龄等信息,防止把药品发放错误;②对于药品和剂量要做到准确无误,如因病情需要超过常规剂量用药时,应由医生在处方上签字;③处方上有无配伍禁忌或不合理用药;④是否有医生的签字。如果以上内容出现可疑之处,需要及时和开方医生取得联系,问明原因,决不能自作主张、擅自更改。由于中草药配伍和用法相对比较复杂,中药调剂人员需要更加小心谨慎。

调剂人员只有一丝不苟地审查处方,严格按有关规定办事,才能符合药房调配的伦理要求。调剂人员还要尽心尽力钻研药学科学技术,努力加强调剂工作基本功的训练,提高调剂效率,熟悉药品的名称、性质、剂型、作用、适应证、用法、用量及摆放位置等,准确无误地调剂药品。调剂人员在发药时要养成精力集中动作敏捷的良好工作作风。调配药品是否准确直接关系患者的生命安全,因而调剂人员要细心调配、不出差错。为了准确、迅速地取药,防止出现混乱,调剂人员需要做到:①将各种药品事先进行分类,定位排列;②为了减少患者的等候时间,要根据各种药品的常用量或与医生事先协定的给药量,预先把药品配好备用;③分装后的药品要保证无误,并且要在小包装上注明用药时间和剂量。

2. 认真核对签字

调剂人员在调配药品之后,配药人员与审核人员在经过严格核对后方可签字。认真核对签字既是对患者负责,也是对自己负责。一是可以保证治疗效果确切可靠;二是可以保证所发药品质量合格,防止患者在用药时接触到新的病菌。另外,处方不仅具有医学、经济学上的意义，还具有法律效力，应按规定妥善保管。

3. 发药耐心，对患者交代清楚

调剂人员在给患者按照处方发放药品时，一定要耐心向患者讲明服用方法与注意事项，保证患者用药安全。语言要通俗易懂，语气要温和亲切。有些医院门诊药房的工作量较大，有时一个窗口同时要配几百张处方，时间一长，机械化的作业方式极易使人倦怠而失去耐心。此时，调剂人员只有具有高度的责任心、高尚的医德，才能做到对所有患者一视同仁，对文化程度较低者、老年人和残障人士更要关怀备至、耐心询问。对他人生命的珍惜之情、对弱者的怜悯之心，是药学人员最基本的道德感情。

（二）制剂人员的道德要求

制剂是医院工作的重要组成部分，处于很重要的位置。因为它既为患者诊治疾病提供良好的、具有特色的药品供应，又为医院的发展创造良好的经济效益。因此，制剂人员的道德状况如何，直接关系到患者能否安全有效合理地用药、能否恢复健康，也关系到医院工作能否顺利进行。

1. 服务临床，保证供应

医院是防病治病、救死扶伤的单位，所有的设施配置和人员配备都是为临床诊断治疗服务的。"服务临床，满足需要"既是制剂工作本身的任务，也是药学职业道德对制剂人员最基本的要求。目前在药品生产过程中，有一些药品不适合制药企业大批生产，或者由于储存期短，导致其在制药企业生产后再经过流通领域转到临床后容易失效。此外，还有一些属于医疗单位特殊需要而制药企业不能生产的制剂、剂型。对于这类药品，就需要医院药剂部门根据临床需要自行配制。制剂人员必须从临床实际出发，有计划地安排本单位的制剂工作，以此满足临床治疗的需要。

例如，在中医院，由于临床处方大部分为中药，所以中医院的制剂工作多以中药制剂为主。对于医院需求量较小，但临床确实需要而药品市场又供给不了的制剂，本院药剂部门在得到批准后，药剂人员应自觉按照 GMP 要求，对制剂的各个环节进行严格的把关，确保制剂产品的质量，并严格按照规定进行质量检验，检验合格后的制剂方可供临床使用。

2. 注重质量，保证安全

注重药品质量，保证用药安全合理有效，不仅是对制剂人员基本的道德要求之一，也是国家对医院制剂工作进行管理的基本准则。医院要想进行制剂工作，必须具备相应的设备并满足相应的条件，建立严格的操作制度和质量检验体系，制剂经检验合格后方可在临床应用。为了保证患者安全用药，早日康复，制剂人员应竭尽全力减少药品的副作用，改进制剂工作，提高安全系数，真正做到注重质量和保证安全。

3．勤于学习，敢于创新，保护环境

医院制剂直接服务于临床，如果制剂人员只有为患者服务的愿望，而没有制剂技术，则很难适应发展的需要。制剂人员只有从患者的需求出发，积极掌握药品在体内的吸收、分布、代谢与排泄的动态过程，以及前沿知识，才能在工作中不断创新。不断改进剂型、品种和包装等对方便患者的需求有重要作用。制剂人员只有不断探索、研制新的剂型，并进行现代化的研究，才能研制出更多服务于临床的制剂品种，达到降低成本、节约原料、减轻以至消除副作用、提高疗效、方便患者用药的目的。

医院要注意环境保护，对废弃物要进行严格处理，在保护本院制剂工作环境的同时，也不要对社会环境造成污染，要进行文明操作、尊重科学、保障人民群众的健康安全。

三、合理用药的伦理道德

随着社会的发展，患者的医疗安全问题已经逐渐成为 21 世纪人们关注的焦点。人们逐渐意识到患者也是消费者，有权清点个人医疗账单并追究相关责任。患者拥有合理用药权利是社会发展的必然产物，医院应无条件提供相关证明。患者合理用药的权利主要有以下几种：

（1）患者有知情同意的权利。药品有何种副作用，是否有更好的替代药品，医院都应翔实告知，并征得患者的同意。

（2）患者有拒绝药物治疗和药物实验的权利，在新药临床研究阶段尤其要注意这一点。

（3）患者有享受基本医疗用药的权利。这与"人人享有卫生保健""人人享有基本药物"的医疗卫生道德目标一致。

（4）患者有得到平等用药的权利。医生只能对症下药，因病施药，而不能因患者的身份施药。

（5）患者有要求降低医疗费用及用药费用的权利。

（6）患者有不受滥用药和不合理用药之害的权利。任何滥开处方、不合理用药都是对患者权利的伤害。

（7）患者具有监督自己医疗权实施的权利。

尽管药剂人员没有处方权，但与医生一样要建立正确的用药伦理观念，尤其是随着临床药学发展，药剂人员在患者用药时所起到的作用将逐渐变大。他们在贯彻处方用药规则过程中，无不受自身伦理观念的支配，并且影响着医生与患者。

药品在治疗各种疾病的同时，还伴随着药品依赖性和医药卫生资源的浪费、药源性疾病、生态环境的破坏，追根溯源，即为不合理用药和滥用药物。如果想使药品滥用与不合理用药得到控制，关键在于医生和药剂人员。除了要加强卫生体制改革，完善药品管理之外，还应重新审视和评价医生和药剂人员的用药价值观，从道德伦理的角度分析他们的道德行为和道德动机等。他们只有建立了正确的用药价值观，从道德观念的高度认识合理用药的重要性，才能自觉遵循用药道德原则。

有些医生和药剂人员的职业道德意识不强，比如为了追求片面经济效益、提高医院利益或者自己的知名度，制造所谓的"药到病除、医术高明"虚假效果；或者服务意识不强烈，忽视药品的适应证，大开重复处方；或者求贵求新，滥用药品；或者为了取得患者的信任，患者要什么药就给开什么药；等等。这些做法不但损害了患者的健康与经济利益，还造成卫生资源的浪费与不合理的利用，是一种失当的不道德行为。

练 习 题

一、名词解释

调剂_____

合理用药_____

二、单项选择题

1. 关于患者合理用药的权利，下列做法不正确的是（　　　）。

　　A. 患者认为医生有不合理用药的行为可拒付药费

　　B. 患者有不受滥用药物之害的权利

　　C. 患者享有基本医疗用药的权利

　　D. 患者有要求降低用药费用的权利

2. 关于医院制剂道德规范，正确的做法是（　　　）。

　　A. 医院制剂只能自用，不能进入市场

　　B. 医院制剂可进入市场，但要薄利多销

　　C. 医院制剂经过《药品生产质量管理规范》符合性检查后可进入市场

　　D. 以上都正确

3. 关于制剂人员的道德要求，错误的做法是（　　　）。

　　A. 尽力服务临床，保证药品供应

　　B. 注重药品质量，保证用药安全合理有效

　　C. 注重经济效益，节省原材料和辅料

　　D. 勤于学习、敢于创新、保护环境

4. 调剂人员在发药时，错误的做法是（　　）。

    A. 患者姓名、性别、年龄要做到准确无误

    B. 一律不许超过常规剂量用药

    C. 当对医生开具的处方有疑问时，不得自行更改处方

    D. 耐心交代患者用药方法

5. 医院药学面临的新任务是（　　）。

    A. 采购药品，配发（调剂）药品

    B. 对医院制剂及所用药品进行质量检验

    C. 提供药品信息，促进合理用药

    D. 进行药品疗效监测，实施个体化给药方案，减少药源性疾病

6. 所谓合理用药是指（　　）。

    A. 对症开药

    B. 配药准确

    C. 价格低廉

    D. 以药物和疾病系统知识为基础，安全、有效、经济、适当地用药

7. 调剂人员在发药时，需要重点关注的患者是（　　）。

    A. 文化程度较低者

    B. 文化程度较高者

    C. 经济条件好的

    D. 经济条件差的

8. 控制不合理用药问题主要依靠（　　）。

    A. 患者

    B. 药学人员

    C. 国家相关的法律

    D. 药品生产企业

三、多项选择题

1. 患者在用药过程中应该享有的权利包括（　　）。

    A. 知情同意的权利

    B. 平等用药的权利

    C. 要求降低医疗费用及用药费用的权利

    D. 自认为医生处方错误拒绝用药的权利

    E. 监督自己医疗权实施的权利

2. 医生和药剂人员在给患者用药的过程中，正确的做法是（　　）。

A. 追求经济效益、提高医院利益

B. 注重质量，保证安全

C. 审方仔细认真，调配准确无误

D. 获得患者的信任，求贵求新

E. 因病施药

3. 关于良好的药剂工作道德教育的作用，正确的说法是（　　）。

A. 医院药品供应的重要保证

B. 提高药品质量的重要保证

C. 整体协调药剂人员之间关系的重要条件

D. 做好医院管理的重要前提

E. 对整个社会的精神文明建设产生积极的作用

4. 药剂人员在发药时特别要注意的内容是（　　）。

A. 需要皮试的药物是否做了皮试及结果

B. 患者姓名、性别、年龄的基本信息是否齐全

C. 有无配伍禁忌或不合理用药

D. 处方是否有医生签字

E. 核对费用是否准确无误

四、简答题

1. 医院药学的传统任务包括哪些方面？

2. 医院药学面临的新任务包括哪些方面？

3. 医院药剂人员的社会责任主要有哪些内容？

4. 医院调剂人员的道德要求是什么？

第**8**章

药品质量监督管理领域的道德

本章教学目标

☆ 掌握药品质量监督管理的原则和道德要求，药品检验员的道德要求；

☆ 熟悉药品质量监督管理的含义、特点、主要内容，药品检验机构的特点和作用；

☆ 了解药品质量的含义和特点，药品质量监督管理的道德意义。

药品关系到人民群众的生命健康。对药品的质量监督管理，有利于保障人民安全、有效、合理地使用药品，同时也是药品质量监管人员及药品检验员的工作职责。对药品质量监督管理领域的道德进行探索和研究，有利于提高药品监督员及药品检验员的道德水平，对确保人们高质量、安全、有效地使用药品，从而维护人民群众的健康具有重大意义。

第一节　药品质量监督管理的道德

一、药品质量的含义和特点

（一）药品的内涵

《药品管理法》对药品的概念做了明确的界定，即药品是指用于预防、治疗、诊断人的疾病，有目的地调节人的生理机能并规定有适应证或者功能主治、用法和用量的物质，包括中药、化学药和生物制品等。从药品的概念出发，又衍生出许多相关名词，延伸了药品的概念内涵。

（1）新药。新药是指未曾在中国境内上市销售的药品或已上市但需改变剂型、改变给药途径的所有药物。根据《药品管理法》的规定，任何一种新药在投入市场前均应经过审评审批。

（2）上市药品。上市药品也称注册药品，是指经国务院药品监督管理部门的审查批准，并发给药品生产（或试生产）批准文号或者进口药品注册证书的药品。

（3）特殊管理的药品。疫苗、血液制品、麻醉药品、精神药品、医疗用毒性药品、放射性药品、药品类易制毒化学品等属于国家特殊管理的药品，在管理和使用过程中，应严格执行国家有关管理规定。

（4）处方药。处方药是指凭执业医师和执业助理医师处方方可购买、调配和使用的药品。

（5）非处方药。非处方药是指由国务院药品监督管理部门公布的，不需要凭执业医师和执业助理医师处方，消费者可以自行判断、购买和使用的药品。

（二）药品质量的含义

药品质量是指能够满足规定要求和需要的特征的总和，具体包含以下五个特性：

1. 药品的安全性

药品的安全性是指患者按规定的适应证、用法和用量使用药品后，人体产生毒副反应的程度。人体对大多数药品均有不同程度的毒副反应,只有当药品的有效性大于毒副反应时,才能使用某种药品。如果某些物质对一些疾病治疗有效,但是对人体有致畸、致癌,甚至致死的严重损害,那么这些物质就不能成为药品。

2. 药品的有效性

药品的有效性是指在规定的适应证、用法和用量的条件下,能满足预防、治疗和诊断患者的疾病,有目的地调节患者的生理机能的要求。有效性是药品的固有特性。有效性必须在一定前提条件下产生,即有一定适应证、用法和用量。我国对药品的有效性按在人体达到所规定的效应程度分为痊愈、显效和有效几种。

3. 药品的稳定性

药品的稳定性是指药品在规定的条件下保持有效性和安全性的能力。规定的条件包括药品的有效期限,以及药品生产、储存、运输和使用的要求。若药品在某种条件下极易变质,则不可流入医药市场。

4. 药品的均一性

药品的均一性是指药品的每一单位产品(如一片药、一支注射剂或一包冲剂等)都符合安全性、有效性和稳定性的规定要求。由于人们用药剂量与药品的单位产品有密切关系,特别是有效成分在单位产品中含量很少的药品,若含量不均一,就可能造成患者用量不足或用量过多而中毒,甚至死亡。因此,均一性是药品的固有特性。

5. 药品的经济性

药品的经济性是指药品在生产和流通过程中形成的价格水平。它直接与药品的成本价格相联系,成本价格过高或过低均会对消费者或生产企业产生影响。若药品的成本价格过高,超出一般消费者的购买能力,则会限制市场应用范围,降低企业的经济效益;若药品的成本价格降低,则会扩大市场应用范围,提高企业的经济效益。

二、药品质量监督管理的含义和特点

(一)药品质量监督管理的含义

药品质量监督管理是指药品监督管理部门依照法律、法规的规定对药品研制、生产、经营和药品使用单位使用药品等活动进行监督检查,必要时可以对为药品研制、生产、经营、使用提供产品或者服务的单位和个人进行延伸检查,有关单位和个人应当予以配合,不得拒绝和隐瞒。国家通过对药品质量及相关的工作质量和保证体系质量的监管,实现促进新药研发、规范药品市场、提升制药企业的竞争力以及保证人们合理用药等目标,从经济和道德意义上实现药品安全有效,维护人们健康的理想追求。

一般来说，药品质量监督管理分为行政监督管理和技术监督管理两部分。药品质量监督管理的内容非常广泛，涉及药品非临床安全性评价研究机构的监督管理、药品临床试验机构的监督管理、药品生产企业的监督管理、药品经营企业的监督管理、医院药剂的监督管理、中药饮片的监督管理、进出口药品的监督管理、生物制剂与血液制品的监督管理、特殊管理药品的监督管理、药品包装与广告宣传的监督管理、药品的市场监督管理等多个方面。

在我国，为了加强对药品质量的管理，国家规定了药品生产及药品经营等实践领域的行为约束。例如，《药品生产质量管理规范》《药品经营质量管理规范》，是为了规范药品生产质量管理和药品经营行为，保障人体用药安全、有效而提出的。以药品生产企业为例，工作质量涉及企业所有部门和工作人员，体现在企业的生产、技术和经营活动的全过程中。具体来说，企业的工作效率和工作成果，可以用产品合格率、废品率和返工率等指标反映，最终通过药品质量和企业经济效益表现出来。工作质量的高低直接取决于药学人员在实践中的道德责任心和道德水平，产品质量的好坏直接取决于工作质量的高低。

（二）药品质量监督管理的特点

我国药品质量监督管理具有预防性、促进性、完善性、情报性和教育性的特点。

1. 预防性

加强药品质量监督管理可以预防医疗事故的发生，及早杜绝不合格药品流入市场危害群众利益，达到维护人民健康的目的，这充分体现了药品质量监督管理的预防性。国家实行《药品生产质量管理规范》符合性检查是为了保护消费者的利益，保证人们用药的安全有效；同时，也是为了保护药品生产企业，使药品生产企业有法可依、有章可循，逐渐改变落后、低水平的药品生产状况，防止药品企业破坏生态平衡。

2. 促进性

促进性是指通过对药品质量的监督管理，促进制药工业和医药商业的健康发展。药品质量的好坏是衡量国家制药技术水平高低的重要标志，同时药品质量对药品生产企业和经营企业而言也是十分重要的。

促进性主要表现在：一方面通过对药品生产企业的全部生产过程及产品质量的监督管理，发现问题并及时进行整改，可以促进企业的技术改造、技术革新及提高经营管理水平；另一方面通过对临床药品合理使用过程的监督和对药品不良反应的监测，还可以促进人们合理用药，减少药源性疾病的发生，及时淘汰毒副作用大的药品。由此可见，这些技术手段可以促进药品生产企业和管理经营企业完善管理，加大对处方药和非处方药的分类管理力度，以确保人们用药安全、有效。

3. 完善性

随着社会的不断发展，我国原有的药品监督管理体制已经不适应时代要求，药品监督管理的完善性在不断提升。国家赋予药品监督管理部门对药品研究、生产、流通、使用和管理的全过程进行行政监督和技术监督的职能，并实行"以监督为中心，监、帮、促相结合"的工作方针。这是国家为保证人们用药安全、有效，促进医药事业健康发展做出的重大决策。药品质量监督管理的完善性主要表现在，通过监督管理对国家的基本药物进行遴选，并随着药学的发展和防病治病的需要，对处方药和非处方药的分类不断完善，确保药品质量，保证人们用药安全、有效；负责国家药品质量标准的制定和《药典》的修订，使各项技术指标不断完善，以达到通过监督不断完善药品质量标准体系的目标。

4. 情报性

情报性是指药品质量监督管理通过对药品不良反应的监测，可以为企业生产及人们用药提供信息情报。例如，对于一些产品质量不合格、存在严重毒副作用药品，国家药品质量监督管理部门及时发布信息，不但可以使企业及时了解和掌握信息后不再研制和生产这些药品，以避免企业造成损失，而且可以告诫人们注意用药安全，维护人们的健康。特别严重的，国家药品质量监督管理部门发布在临床上淘汰药品的信息。

5. 教育性

药品质量监督管理的基本要求是"监、帮、促"。"监"是指科学公正，依法监督，保证人民用药安全、有效；"帮"是指帮助药品企业提升技术和创新产品，提高研究、生产、流通、使用和管理的水平；"促"就是促进人们健康素质的提高，促进医药事业的健康发展。

我国药品质量监督管理的教育性主要体现在以下三个方面：

(1) 药品质量监督管理可以帮助药品生产企业及药学人员提高知法、懂法和守法的自觉性，自觉杜绝违法现象的发生。

(2) 药品质量监督管理及有关知识的宣传教育活动的开展，可以提高人们对医药产品知识及使用方面的相关知识的了解，使人们掌握合理用药的基本知识，保障自身的健康和安全。

(3) 药品质量监督管理还可以帮助人们树立维护自身合法权益的观念，用法律武器保护自己，在发现假药和劣药时及时举报，及早杜绝危害人们健康的假药和劣药。

(三) 药品质量监督管理的原则

药品质量监督管理的原则主要有以下四点：

1. 以社会效益为最高原则

药品是人们防病治病的物质基础，药品质量监督管理工作的宗旨和药品生产经营活动的直接目的是保证人民的用药安全、有效，维护人民用药的合法权益。因此，药品质量监督管理必须以社会效益为最高原则。当药品企业的经济效益与社会效益发生矛盾时，坚持社会效益为第一位。

2．以质量为第一原则

药品是一种特殊的商品，其质量直接关系到人们的生命安全和健康。因此，必须将药品质量放在至关重要的位置。只有符合质量要求的药品，才能保证疗效，否则将会给人们的健康带来严重后果。药品质量监督管理应该始终以保障药品质量合格为首要任务，确保人们在使用药品时能够获得安全、有效的治疗。

3．法治化与科学化的统一原则

药品质量监督管理必须依法进行，严格执行药事法规要求，执行《药品生产质量管理规范》《药品经营质量管理规范》及其他药事管理法规，做到执法必严，违法必究。同时，还要推广现代科学技术来促进药品监督管理工作，如在药品监督管理过程中采用先进技术手段，在药品质量检验过程中使用科学方法、先进精密仪器等，可以提高药品质量监督管理的水平。

4．专业监督管理与群众监督管理的统一原则

在我国，为了加强对药品质量监督管理，国家组建了三支队伍：一是国家药品监督管理部门，由专人专门负责药品质量监督管理工作；二是药品生产企业和医疗机构设立药品质检科室，负责药品质量检验工作；三是设立群众性药品监督员和检查员开展药品质量监督工作。这三支队伍相互协调、相互补充，保证我国药品质量监督管理工作的实施。

（四）药品质量监督管理的主要内容

我国药品质量监督管理的主要内容是通过制定科学的规范和标准，设置严格的行政审批条件，建立统一、科学、公正和公开的原则，对药品（包括医疗器械）进行监督和管理。药品质量监督管理的主要内容如下：

（1）制定和执行药品质量标准。

（2）制定国家基本药物目录。

（3）实行新药审批制度、生产药品审批制度、进口药品的检验和批准制度，负责药品检验。

（4）建立和完善药品不良反应监测和报告制度。

（5）整顿和淘汰不合格药品。

（6）对药品生产企业、药品经营企业、医疗单位和中药材市场的药品进行检查、抽验，及时处理药品质量问题。

（7）指导药品生产企业和药品经营企业的药品检验机构和人员的业务工作。

（8）调查和处理药品质量事故、中毒事故，严格查处假劣药品，取缔不合格药品，执行行政处罚，对需要追究刑事责任的向司法部门提出控告。

（9）对药品实行处方药和非处方药管理。

上述内容涉及药品的各个领域、各个部门人员的行为选择，如果药品质量监督管理人员在实践中能以崇高的责任感和使命感履行道德义务，就可以确保药品质量。同时，药品质量监督管理人员只有严格执法、严把质量关，才能在实际工作中完成维护人民健康的崇高职责。因此，在药品质量监督管理的内容中贯穿崇高的药学道德义务，是道德与法律对药品监督管理人员的共同要求。

三、药品质量监督管理的道德意义和药品监督员的道德要求

（一）药品质量监督管理的道德意义

药品质量监督管理工作在保证药品质量、保障人们健康方面十分重要，药品质量监督管理工作必须以良好的道德为保障。因为药品质量监督管理是依法管理，执法人的道德素质直接关系到药品质量监督管理工作的水平和效果，关系到整个药学事业的兴衰。所有药品监督员应以药品道德为相互关系及实际工作遵循的行为准则。

因此，提高药品监督员的职业道德素质，不断强化他们在药品监督管理工作中坚持德与法相结合的监管力度，具有十分重要的意义。

1. 保证人们用药安全

药品是一种特殊商品，能否安全有效地使用，直接关系到人们的生命健康与安全。药政管理主要靠药品监督员来实施职能。药品监督员是药品监督管理行政部门对药品监督、检查、抽验的专业技术人员，代表药品监督管理行政部门行使药品质量监督检查任务。同时，药品监督员还要肩负管理特殊药品，杜绝假劣药品流入市场的艰巨任务。

2. 贯彻执行药品监督管理法规

药品管理法规是保证人们用药安全、保证药品质量、提高药品疗效的有力武器。药品管理法规是药品监督管理工作执法的依据。为了切实保证人们安全有效地用药，保证价格的合理性，国家必须对药品的研制和生产，以及对药品的质量、价格和广告等方面实施必要的监督管理。

药品管理法规要靠具有良好职业道德的执法人员来完成。药品管理法规能否得以贯彻执行，直接关系人民的身体健康。良好的药品管理道德会对药品管理法规的执行

起到积极的促进作用。一方面，具有高尚的职业道德，就会将这种内在的道德化为自觉的执法行为，良好的职业道德能促使牢记道德责任，按药品管理法规办事，确保药品质量；另一方面，坚持良好的道德，把药品管理法规宣传到药品的生产经营等各个领域，做好药品管理法规的宣传教育工作，使人们认识到药品质量的重要性，充分了解药品管理法规的内容。增强人们的法律意识，增强从业人员依法从业的自觉性，这将对生产经营等过程中确保药品的质量安全有效起到十分积极的作用。因此，加强药品质量监督管理道德的教育，可以促进药品管理法规的贯彻执行。

3. 提高药品水平

药品监督管理的对象是人用药，药品质量，确保人用药安全、有效。药品质量好坏、用药安全与药品监督员是否具有高尚的职业道德、在实践中是否尽职尽责等相关。加强对药品监督员的职业道德教育，不断增强其责任感，严格按规定监督检查，并贯彻执行药品生产、经营、制剂许可证制度，对提高企业的生产经营等有重大意义。

药品监督管理是一项非常复杂又具有科学性的工作，要求药品监督员掌握药品管理法规及相应的药学知识。良好的药品监督管理道德能促使努力学习科学知识，并应用到工作实践中，不断开拓创新，提高工作效率，为的健康事业服务。良好的药品监督管理道德还能使药品监督员以事业的发展和保护的利益为工作宗旨，积极主动帮助部门做好工作，确保药品科研、生产流通的顺利进行。药品监督员从维护人民利益出发，增强服务意识，在执法中体现优质服务。

4. 正确处理各方关系

药品监督管理机构与生产、供应使用之间存在药品质量方面的监督与被监督的关系。药品监督员依法严格管理，是对国家、人民高度负责的表现，是符合药学职业道德要求的；反之，贪图私利、徇私枉法是不道德的。

由于职业的特点，药品监督员在工作中涉及的部门广、人员多，情况复杂。能否协调好与有关部门人员的关系、是否能依法工作，是保证人民安全用药的关键环节。只有坚持良好的药品监督道德，坚持工作原则并具一定的灵活性，才能妥善处理存在的矛盾，协调好各方面关系并形成合力，更好地发挥各部门在保证药品质量、保证药品供应方面的作用。

(二) 药品监督员的道德要求

药品监督员的道德要求包括以下几方面。

1. 尽职尽责，严格执法

药品监督员肩负着保证人民用药安全的崇高使命。药品监督员尽职尽责地做好工作、严格执法是药学职业道德的一项基本要求。

由于药品是关系到人类生命健康的特殊商品，国家为确保药品质量而特别制定了一整套监督管理法规，以保证人民的生命健康。然而，法律法规的执行主要是依靠人来实施的。药品监督员就是由国家授权，代表国家执行药品监督和管理的专职人员，他们担负着执法重任，他们的主要工作是：对违反《药品管理法》的行为进行监督、检查；核发《药品生产企业许可证》《药品经营企业许可证》《医疗机构制剂许可证》等；审核药品、制订修改药品质量标准；负责对进出口药品的监督、检查、抽验；对麻醉药品、精神药品、毒性药品、放射性药品的生产、经营、使用进行监督、检查、抽验；对药品的包装、商标和广告进行监督、检查；取缔假药，处理劣药，监测药品的不良反应并及时报告。这些工作的目的是维护人民健康，确保人民用药安全、有效。因此，药品监督员在工作中要严于执法，忠于职守，切实保证人民用药安全、有效，坚决抵制违法违纪行为。

2. 坚持原则，廉洁奉公

药品监督员在执法实践中面临许多关系（包括药品安全与质量、监督执法与服务意识、公正与效率等方面）的考验和物质的诱惑。例如，一些药品生产、经营单位或个人，拉关系，走后门，用行贿手段来引诱药品监督员高抬贵手；还有一些地方、单位和部门领导对药品监督员的工作百般阻挠，干扰药品监督员的工作；等等。在这种情况下，药品监督员要严格遵守法律法规，依法履行职责，而不能知法犯法、牟取私利。药品监督员只有把职权运用到药品质量监督管理上，保证人民安全、有效用药，才不会辜负国家和人民的信任和期望。

因此，药品监督员一定要坚持职业操守和职业道德，不受外界的干扰和诱惑，以人民的生命安危为重，以人民的利益为重，做到清正廉洁、不收贿赂、不拉关系、不畏权势、坚持原则、公正无私。

3. 作风严谨，认真负责

药品质量的管理和监督是一项复杂而又关系重大的工作，药品监督员把握着药品质量大关，应确保人民防病治病所用药品的质量及各个环节的有效监督管理。例如，药品能否投入生产，生产出的药品质量是否合格，上市后药品是否仍存在严重的不良反应等，都要求药品监督员严肃认真，一丝不苟地做好每项具体工作。而药品监督员稍有不慎或失误、疏漏，都可能导致伪劣药品给人民的健康带来危害。因此，药品监督员要坚持严谨的工作作风，加强药品监督管理工作，掌握第一手资料，切实了解实际情况，不主观臆断，在发现问题和处理问题时要以事实为依据，以法律为准绳，以科学的态度反复核实，做到准确无误。

4. 加强学习，文明服务

药品监督管理工作是管理性和专业性很强的工作，药品监督员必须掌握必要的知识和技能。这就需要药品监督员具有强烈的进取意识和创新意识，刻苦钻研与药品监督管理工作相关的知识，掌握过硬的本领，尤其是法律基础知识、药品管理法律法规、综合管理知识，不断提高依法管理的工作能力和工作水平，不断进取、不断创新。此外，药品监督员要密切结合工作实际，认真调研，注重发现研究新情况，学习新知识，解决新问题。

药品监督员要做好服务工作，首先要确立正确的服务意识，文明服务是社会主义职业道德对所有行业提出的要求，药品监督员也要遵守这个伦理要求。在工作中，药品监督员要严肃、认真、细致，以理服人，不能因为自己是监督员，就妄自尊大，专横跋扈，自视高人一等，滥用职权。

5. 精诚团结，和谐共事

药品监督管理部门涉及的人员多、部门广、领域宽，要保证大家和谐共事，就必须做到精诚团结。一方面，团结是指在药品监督员内部要紧密团结、互相支持、取长补短。药品监督管理工作非常复杂，需要大家求同存异、密切协作，形成一个和谐的、具有凝聚力和向心力的集体。另一方面，团结是指在治理伪劣药品时，药品监督管理部门不是单独的执法者，也需要有关部门协同配合。由于伪劣药品的控制涉及公安司法部门、药品生产和经营部门、工商行政管理部门等，因此，团结协作显得更为重要，药品监督管理部门只有从大局出发，主动与有关部门合作，才能收到良好的治理效果。

第二节　药品检验机构的道德

一、药品检验机构的特点和作用

（一）药品检验机构的特点

药品检验体系是我国药品质量监督管理体系的一个重要组成部分。药品的特殊性决定了药品检验需要科学性和技术性很强的专门检验机构。药品检验机构是代表国家对药品质量实施技术监督检验的法定机构，它的基本任务是通过对药品质量的监督检验，做出科学、准确和公正的评价，促进药品质量的提高，保障人民用药安全、有效。药品检验机构具有第三方公正性、权威性和仲裁性的特点。

1. 第三方公正性

因为药品检验机构按照技术检验指标做出检验结果，不涉及买卖双方的经济利益，不以营利为目的，所以它具有第三方检验的公正性。

2. 权威性

药品检验是对研制、生产、经营和使用的药品质量进行的技术检验，由于技术检验遵循科学规律，故它的检验结果有科学依据，实事求是。药品检验机构的检验与药品生产企业的产品检验和药品经营企业的验收检验不同，它具有更高的权威性，其检验结果可以作为执法的依据。

3. 仲裁性

药品检验机构是根据国家有关的法律规定进行的检验，在法律上具有更强的仲裁性。药品检验机构可以裁决有质量争议的药品，以保护当事人的正当权益。

（二）药品检验机构的作用

药品检验是药品质量监督管理工作的重要依据，具有重要的作用。

如果药品检验技术不可靠、数据不真实，则会造成药品质量监督管理工作的失误和不公正。为了加强药品检验，国家设置了专门的法定机构，配备了专门的检验仪器和专业技术人员（即药品检验员），依照相关的法律规定，对研制、生产、经营和使用的药品，以及医疗单位自制制剂的质量进行检验。

在药品市场上有很多假劣药品案件，多数违法者靠行骗、销售假劣药品达到牟取暴利的目的。由于大多数人缺乏鉴别药品的能力，因此，药品检验机构要在社会上广泛宣传防假劣药品的知识，增强广大人民群众鉴别药品的能力，认识其危害，杜绝假劣药品的出现。

二、药品检验员的道德要求

药品检验机构是执行国家对药品进行监督检验的法定专业机构，药品检验员的职责十分重大，他们在工作中要遵守以下道德要求：

（一）严格检验，依法监督

药品属于高技术产品，其成分复杂、检验难度大，药品检验员在药品检验过程时，要具有高度的责任心，严格按质量规定的标准检验，决不能放弃原则、降低标准。

药品质量标准是国家对药品质量规格及检验方法所做出的技术规定，是药品生产、供应、使用、检验和管理部门共同遵守的法定依据。药品质量标准属于强制性标准。我国药品质量标准执行《药典》标准。药品检验员能否按药品质量标准检验药品的质量，是衡量药品检验员职业道德水准的重要标志。

药品检验员在药品检验过程中要严格检验，依法监督。若药品检验员粗心大意，漫不经心，漏掉一些重要指标，将不合格药品鉴定为合格药品，将假劣药品鉴定为真药品，将有毒药品鉴定为无毒药品，将无效药品鉴定为有效药品，这不仅会给患者带来危害，而且会给国家和人民造成极大的损失，后果将不堪设想。

（二）制定标准，确保质量

制定药品质量标准是药品检验员的光荣职责之一。药品检验员在修订药品质量标准的过程中，一定要深入实际，调查研究，既要深入生产第一线了解真实情况，又要深入医院临床使用单位了解药品的有效性、实用性和科学性，摸清影响药品质量的问题和因素，了解药品的疗效，严格控制药品中所含的有害物质，不能降低标准。

药品检验员在制定药品质量标准的过程中，要把人道主义精神和科学精神结合起来。在保证药品的质量和人民安全用药的基础上，保证药品企业经济合理，有利于生产。同时，对于疗效肯定但质量不稳定或检验方法不够成熟的药品，药品检验员要及时研究、改进；对于疗效不确切、毒副作用大、不宜生产使用的药品，药品检验员要及时向药品质量监督管理部门提出停止生产、停止销售、停止使用的建议。

（三）钻研业务，推陈出新

药品检验工作的科学性强、技术难度大，这种特殊性要求药品检验员不仅要有精深的知识，而且要有熟练、高超的技术。如果药品检验员没有扎实的业务知识基础和熟练的业务技能，就不能胜任药品检验工作，不能担负药品质量标准制定的研究工作以及不能指导药品生产、经营、使用单位的质量检验机构的工作。这对药品检验员提出非常高的要求，即药品检验员需要钻研业务，推陈出新，努力提高自己的业务知识基础和业务技能水平，精益求精。药品检验员只有业务水平提高了，才能保证药品检验工作的质量，在工作中减少和杜绝因业务水平弱导致的差错和失误。同时，药品检验员积极开展科学研究，可以促进我国的药品检验水平的提高，完成维护人民健康的神圣职责。

（四）清正廉洁，不谋私利

药品检验员的工作责任重大，药品的检验结果不仅关系到人民能否安全、有效地用药，而且还关系到能否为药品质量监督管理提供法律依据。清正廉洁就是要求药品检验员坚持原则、作风正派、正直诚实、不谋私利、不徇私情，以严谨的科学作风检验药品，决不能掺杂任何虚假，不允许有任何谎报检验结果的行为。

当药品检验员在检查中发现有影响药品质量的情况时，应及时向被检查单位提出意见并上报药品质量监督管理部门，帮助并督促被检查单位进行改进。同时，药品检验员要在参与整顿药品市场的工作中，廉洁奉公，坚持原则，发现游散药贩要坚决取缔并予以打击。

总之，药品检验员在药学实践和药品质量监督工作中担负着艰巨的任务和神圣的职责，任何违背上述四条标准的行为都是不道德的，后果严重者还将承担法律责任。

练 习 题

一、名词解释

新药_____

上市药品_____

特殊管理的药品_____

处方药_____

非处方药_____

药品监督管理_____

二、单项选择题

1. 我国的药品检验机构具有（　　）。

    A. 权威性　　　　　　　　　　B. 仲裁性

    C. 第三方公正性　　　　　　　D. 第三方公正性、权威性、仲裁性

2. 用于预防、治疗、诊断人的疾病，有目的地调节人的生理机能并规定有适应证或者功能主治、用法和用量的物质（包括中药、化学药和生物制品等）是（　　）。

    A. 药品　　　　　　　　　　　B. 新药

    C. 非处方药　　　　　　　　　D. 处方药

3. 由国务院药品监督管理部门公布的，不需要凭执业医师和执业助理医师处方，消费者可以自行判断、购买和使用的药品是（　　）。

    A. 药品　　　　　　　　　　　B. 新药

    C. 非处方药　　　　　　　　　D. 处方药

4. 经国务院药品监督管理部门的审查批准，并发给药品生产（或试生产）批准文号或者进口药品注册证书的药品是（　　）。

    A. 非处方药　　　　　　　　　B. 国家基本药物

    C. 处方药　　　　　　　　　　D. 上市药品

5. 关于药品的安全性的描述不正确的是（　　）。

A. 药品的安全性是指药品在规定的条件下保持其有效性的能力

B. 药品的安全性是指药品在规定的适应证、用法和用量的条件下，对患者的生命安全不构成严重影响

C. 药品的安全性是药品质量的特性之一

D. 药品的安全性不容忽视

6. 目前，国际通用的药品管理的有效模式是（　　）。

A. 国家基本药事管理

B. 处方药和非处方药的分类管理法

C. 特殊药品管理法

D. 药品质量监督管理规范

7. 不属于药品监督员的是（　　）。

A. 国家药品监督员

B. 医院药品质检员

C. 药厂质检员

D. 药品包装员

8. 不符合药品监督员工作职责的是（　　）。

A. 对违反《药品管理法》的行为进行监督、检查

B. 核发《药品生产企业许可证》

C. 取缔假药

D. 对药品进行技术鉴定

三、多项选择题

1. 药品质量监督管理的主要内容有（　　）。

A. 开展药品再评价和整顿淘汰药品

B. 制定国家基本药物目录

C. 建立和完善药品不良反应监测和报告制度

D. 实行新药审批制度、生产药品审批制度

E. 调查和处理药品质量事故、中毒事故

2. 药品监督员必须履行的道德职责有（　　）。

A. 作风严谨，认真负责

B. 坚持原则，廉洁奉公

C. 尽职尽责，严格执法

D. 制定标准，质量第一

E. 精诚团结，和谐共事

3. 药品质量所涵盖的特性有（　　）。

A. 有效性

B. 稳定性

C. 均一性   D. 安全性

E. 经济性

4. 关于药品检验的描述正确的是（   ）。

     A. 药品检验机构是介于药品监督管理部门和药企之间的第三方，它不需要对任何一方负责

     B. 药品检验机构的药品检验与药品生产企业的产品检验和药品经营企业的验收检验的性质不同

     C. 药品检验机构是执行国家对药品进行监督检验的法定专业机构

     D. 药品检验员应该按药品质量标准检验药品的质量，不得马虎

     E. 药品检验工作的特殊性要求药品检验员廉洁奉公，不谋私利

5. 药品检验员的道德要求有（   ）。

     A. 严格检验，依法监督

     B. 制定标准，确保质量

     C. 加强学习，文明服务

     D. 钻研业务，推陈出新

     E. 清正廉洁，不谋私利

四、简答题

1. 简述药品质量包含的特性。

2. 药品质量监督管理的特点是什么？

3. 药品质量监督管理的主要内容是什么？

4. 药品监督员的道德要求是什么？

5. 药品检验员的道德要求是什么？

第 **9** 章

药学伦理道德评价与修养

本章教学目标

☆ 掌握药学职业道德评价的标准、特点和依据；

☆ 熟悉药学职业道德评价的意义和作用；

☆ 熟悉药学职业道德评价的原则和方式；

☆ 熟悉加强药学职业道德修养的途径和方法；

☆ 了解道德评价的含义、特点和作用；

☆ 了解药学职业道德修养的含义和意义。

药学伦理道德修养是形成药学职业道德品质的内在因素，也是学习药学伦理学的直接目的。加强道德修养首先要分清是非、善恶，在自己心中确立正确的道德价值判断标准，然后进行药学职业道德教育与监督，在教育与监督外在条件的影响和控制下，提高药学人员的道德觉悟，并自觉地开展药学实践行为的道德评价，以直接指导个体的道德行为选择和道德品质培养，由此构成整个药学实践活动。

第一节　药学职业道德评价

一、道德评价的含义、特点和作用

（一）道德评价的含义

道德评价是根据一定的标准，通过一定的形式，对某种社会道德以及某种行为的道德价值进行判断的一种道德活动。道德评价是道德活动的重要形式之一，对于维护社会道德秩序、促进社会和谐发展、提高人们的道德素质等方面具有重要意义。

道德评价有两个含义：一是对某种道德的社会意义的判断；二是根据一定的道德原则和范畴，对人的某种道德行为的判断。

从广义上来讲，对某种社会道德的判断，是指根据一定的标准，对某种道德在社会生活中的作用的判断。它是认识某种道德的需要，也是坚持和摒弃某种道德的前提，尽管各个阶级有着不同的标准，但判断某种道德的好坏、先进或落后都有其客观标准。这个客观标准是：凡是对社会发展与进步起着促进作用的道德，就是好的、先进的道德，应予以肯定并广泛宣传，使人们学习效仿；凡是对社会进步起着阻碍与破坏作用的道德，就是坏的、落后的道德，应予以否定。

从狭义上来讲，道德评价是对人的某种行为的道德价值的判断。所谓"对人的某种行为的道德价值的判断"是指，根据一定的道德原则和道德规范的要求，对人的某种行为做出判断。道德评价有两方面的意义，一方面，对他人行为的道德评价，是为了认识他人的行为，判断他人行为的好坏、善恶；另一方面，对自己行为的道德评价，是为了认识自我的行为，以此不断纠正自己的思想和行为。

（二）道德评价的特点

道德评价是人固有的社会活动，具有以下特点：

1. 以他人或个人的道德行为为评价对象

以他人或个人的道德行为为评价对象是道德评价区别于其他评价的一个特点。人的行为具有多样性，但是无论什么行为，也无论哪方面的行为，在伦理学上都可以归结为道德行为或非道德行为。道德行为是具有道德意义的行为，即对他人、对社会有利的行为。而判断人行为的好坏、善恶的道德评价是以人的道德行为为对象的。

2. 以行为善恶为评价标准

道德行为的评价就是对人的行为进行道德上的判断，主要看其行为是善的还是恶的。从根本上来说，凡有利于社会发展与进步的行为，就是善的；反之，凡是阻碍社会发展与进步的行为，就是恶的。可见，以善与恶这一表现形式为标准进行判断的行为，是道德行为评价区别于其他评价的一个突出特点。

3. 评价方式上的独特性

道德行为的评价，主要是采取内心信念、社会舆论和传统习惯等方式进行。社会舆论和传统习惯等又是通过内心信念发挥作用的。因此，道德行为评价的作用主要是依靠人的自觉性完成的。当然，在某种意义上，道德评价也具有一定的强制性，而这种强制性主要表现在社会舆论方面。

4. 随着历史的发展而不断变化

在阶级社会，人们评价各种现象时均会打上阶级的烙印，体现一定的阶级利益要求。在阶级社会中，无论哪个阶级，在进行道德评价时所依据的标准都是阶级利益及由阶级利益所引申出来的道德原则和规范。开展道德评价将形成强有力的精神力量，对个人行为产生积极影响。

（三）道德评价的作用

1. 道德评价对社会发展的作用

道德是特殊的社会意识形态，是为了调整人与人、人与社会之间的关系而产生的。人们在社会生活中有各种不同的行为，其中有些行为有利于他人和社会；有些行为有害于他人和社会。道德评价就是依据一定的道德原则和道德规范，运用善与恶的基本概念，对人的行为进行道德上的判断。即肯定善行、否定恶行，以调整人与人、人与社会之间的关系，使人们追求真、善、美，鞭笞假、恶、丑，让社会有一个正确的善恶判断导向，使社会安定发展。

2. 道德评价的保障作用

道德评价是一定的道德原则和道德规范赖以发挥作用的"杠杆"。一定的道德原则和道德规范被人们所接受的程度、作用发挥的状况都直接与人们的道德评价的能力和道德评价的广度、深度有着密切的关系。因为有道德评价，所以我们才有比较、有鉴别、有深入发展的动力。如果一个社会或部门的成员具有高度的道德评价能力，道德评价活动进行得广泛、深入、自觉，该社会或部门的道德原则和道德规范就能充分发挥作用。

3. 道德评价的转化作用

道德评价是一定的道德原则和道德规范转化为道德行为与道德品质的重要环节。从正面意义上来说，道德行为是在一定的道德原则和道德规范指导下进行的行为。道德品质是一定的道德原则和道德规范在个人思想和行动中的体现，是一个人在一系列的道德行为中所表现出来的比较稳定的特征和倾向。道德行为和道德品质是密切联系的，道德品质是道德行为的基础，而且是由一系列的道德行为组成的。无论道德行为，还是道德品质，都离不开道德原则和道德规范，都是道德原则和道德规范转化为人们的思想和行为的结果，而道德评价是这种转化的重要因素。

二、药学道德评价的意义和作用

（一）药学职业道德评价的意义

药学职业道德评价属于职业道德范畴，虽然与一般道德现象的职业特征有区别，但同样是可以进行评价的一类社会道德现象。药学职业道德评价是指药学人员在其所从事的药学实践活动中，依据一定的道德原则和道德规范，对药学实践行为所作出的判断。当药学人员置身于一定的社会历史条件时，会依据自己的政治观点、道德观点和阶级利益客观地评判各种药学实践行为，也包括衡量自己的行为。如果药学人员认为某种药学实践行为是道德的，就会加以赞扬和支持，就会在全社会产生一种鼓励这种药学实践行为的力量；如果药学人员认为某种药学实践行为是不道德的、非法的，就会给予抨击，并且以强大的社会舆论力量抵制这种药学实践行为的再次发生及其影响的蔓延。

药学职业道德评价不像药政法规那样具有强制的法律作用，但是正如道德所具有的特殊作用一样，在法律无法起作用的道德选择及道德实践的意识形态范畴内，道德却能起到法律所无法替代的作用，这正是道德作用的广泛性的体现。

从这个意义上来讲，药学职业道德评价具有下列意义：

1. 有利于提高药学人员的思想素质和服务质量

药学职业道德评价无论采用何种方式，归根结底在于检验药学人员是否在具体实践中严格履行自己的职业责任和道德义务，是否在药学实践活动过程中坚持全心全意为人民服务的根本宗旨，是否能以精湛的业务技能和高尚的药学职业道德"扶正祛邪"，塑造优良的药学职业道德作风，从而保证药学人员将药学职业道德的原则和规范转化为内在的自觉行动。

2. 有利于促进药学科学事业的发展

科技与道德在发展的速度上总是存在差距的。人的道德水平的提升在某种程度上往往滞后于科技发展的速度，但是能否因为道德水平的滞后就限制科技的发展呢？答案是否定的。然而如何迅速地使二者协调发展、相互促进，则始终是道德科学研究的前沿问题。在药学科学发展的过程中，也常常遇到诸多的伦理道德问题的争议，常常会遇到一些与传统道德观念矛盾的现实问题，如药物人体实验使用双盲法、药学科研成果的鉴定、人体器官移植，以及基因药物研究中的道德挑战等。正确地认识这些与传统道德观念直接冲突的问题并做出恰当的道德评价，同时给予法律上的支持与保护，将会极大地推动药学科学事业的飞速发展。

（二）药学职业道德评价的作用

1. 具有正确认识药学行为的道德责任作用

药学实践活动是人类为诊治疾病，维护健康和延年益寿而进行的科学实践活动。无论是具体的药学实践活动、药学研究活动，还是药学管理活动，都是人的特定行为的集合过程，是一种有目的的、有意识的行为，这种行为是行为主体在各种行为的可能性面前进行选择和取舍的结果，体现着行为主体的意志。人的意志虽然从根本上说要受客观因素的制约，但一经产生，就有相对独立的作用，行为主体具有按照自己的意志进行相对选择的自由。实际上，正是因为行为主体具有这种相对选择的自由，才使得行为主体做出道德决策并承担相应的道德责任。药学职业道德评价的作用之一是确认药学人员的行为道德责任，并通过道德评价来加强他们的道德责任感。

2. 具有判断药学行为善恶的作用

药学行为具有善恶之分。药学行为本身伴随一定的道德性质，这是因为药学行为在本质上同样是处理人与人之间的关系，这就使得这种行为本身就在伦理和道德范畴，包含某种道德的规定性。例如，药学的研究必须具有某种应用性，因此对于药学科研人员的科研动机和目的，以及该项科研结果的应用，除了可以做出科学的价值评价之外，还可以做出道德善恶判断。

3. 具有与药学科学相互促进的作用

药学职业道德评价的最突出特点之一是与药学科学的密切关联。药学是一门关乎人类健康和生命的学科，药学人员在从事药学实践时需要遵守一定的道德准则和职业伦理，确保他们的行为不仅符合道德规范，而且是基于科学证据和患者的最佳利益来进行决策的。

首先，药学职业道德评价有赖于药学科学的开展及其所提供的道德现象，否则评价就没有了对象。其次，药学职业道德评价往往和药学科学相伴进行，可能是对药学科学实践活动某一环节的评价，也可能是对药学科学实践活动全过程的评价。最后，药学职业道德评价理论的确立和发展，也有赖于药学科学的不断进步。只有在科学不断发展、不断提出新的伦理道德问题的情况下，药学职业道德评价理论的研究才会不断深入。另外，药学职业道德评价的标准同样也要以药学科学的发展规律作为重要尺度，只有综合药学科学发展规律的原则和规范，才能作为药学职业道德评价的标准。

综上所述，药学职业道德评价是道德评价的一种特殊形式。药学职业道德评价是依据一定的道德标准对药学领域的各种专业行为及现象进行的伦理价值判断和善恶褒贬。药学职业道德评价不仅具有一般道德评价所具有的社会性和实践性的特点，而且具有与药学科学理论和实践融为一体、不可分割的特点。

三、药学职业道德评价的标准、特点和依据

（一）药学职业道德评价的标准

每一种评价都具有其独特的评价标准。法律评价的标准通常是法律条令，经济评价的标准通常是经济效益，政治评价的标准通常是一定的政治原则，道德评价的标准通常是善恶。

一般来说，道德上所讲的善恶是人们在社会生活中对人的行为或事件进行评价的最基本概念，是个人与社会之间所发生的复杂道德关系的反映。善是指符合一定道德原则和规范的行为或事件，即人的行为有利于他人和社会。例如，给予他人帮助、尊重他人的权利等都可以被视为善的行为。恶是指违背一定道德原则和规范的行为或事件，即人的行为有害于他人和社会。例如，伤害他人、侵犯他人的权利、破坏公共利益等都可以被视为恶的行为。

药学职业道德评价标准是药学职业道德的评价尺度，是伦理学中重要的问题之一，它是指当在药学职业道德评价过程中衡量被评价的客体时，评价者所运用的参照系统。评价者用这种参照系统衡量具体的药学实践行为，符合要求的，就被认为是善的行为；反之，则是恶的行为。因此，药学职业道德评价标准所解决的是评价尺度的问题。

在药学实践活动中，人们所处的地位和具有的世界观不同，对同一种药学实践行为也经常表现出截然相反的评价。因此，要想正确进行药学职业道德评价，就必须掌握药学职业道德评价的客观标准，而药学职业道德评价标准是道德评价标准善恶在药学实践活动中的具体化。根据社会主义药学职业道德的基本原则和基本规范，根据广大人民群众的根本利益及社会进步的要求，药学职业道德评价的标准主要有以下三条。

1．质量标准

质量标准是指药学实践活动是否有利于保证药品质量，增进药品疗效，为解除人类的疾病痛苦和维护人类的健康服务。质量标准是衡量和评价药学人员的行为是否符合道德以及道德水平高低的主要标准，也是药学职业道德基本原则的集中体现。

药学实践的直接目的是保障人民的用药安全，提高药品疗效，这充分体现了药品质量标准并反映了药学实践的直接目的是为人民防病治病、延年益寿提供安全有效、品种齐全、数量充足、价廉物美的药品。一切有利于这一目标实现的行为是道德的，反之就是不道德的。

2．社会标准

社会标准是指药学实践活动是否有利于人类生存环境的保护和改善，是否有利于人类健康长寿及优生。

药物是一种特殊商品，它既能防病治病，同时又能给人的身体和生存环境带来副作用。由于社会进步和科学的发展，人们对药学的认识眼界更加广阔、期望更高，人们已不仅仅满足于消除疾病这一初衷，还负有不断提高人类生命质量的重要职责。改善整个人类的生存环境、健康长寿、优生优育、控制人口数量、提高整个人群的健康水平已成为药学人员追求的目标。为此，药学人员应该不断研究药学领域出现的新问题、新变化，创造新的治病防病手段和药物，以满足广大人民群众对健康的需求。因此，药品生产和经营单位在处理废气、废水、废物，以及其他有害的化学、放射性物质时，既要考虑自身的利益和安全，又要考虑对波及单位、周围人群、自然环境的污染与危害，一切有利于这一要求实现的行为是道德的，反之就是不道德的。

3．科学标准

科学标准是指药学实践行为是否有利于药学科学的发展和社会的进步。

药学是维护人类生命、增进人类健康、提高人类生命质量的科学。在实现药学的崇高目的和高尚任务的具体实践过程中，需要药学科研人员不断采用先进的科学技术方法，发明创造高质量、高疗效、低毒、低副作用的新药。许多药学科研人员都具有坚持真理、勇闯难关、不图名利、团结协作、刻苦钻研、精益求精的科学作风和严谨治学精神，为社会的进步、帮助人类战胜疾病、维护健康作出贡献，这些都是道德的行为。但也有些药学科研人员沽名钓誉、弄虚作假、贪图名利，他们甚至玩弄手中权力，不择手段阻碍药学事业的发展，给药学科研工作带来不利影响，这是不道德的行为。

上述三条标准相互联系，相辅相成，缺一不可。它们的根本目的是维护人民的健康，促进药学科学的发展和社会的全面进步。基于药品是一种特殊的商品，药学人员要坚持采用以上三条标准对药学实践行为开展评价，弘扬高尚的药学职业道德，促进全社会形成良好风气。

（二）药学职业道德评价的特点

1. 主观性与客观性的统一

药学职业道德评价标准的客观性，并不完全否认人的主观因素的作用，因为具有客观基础的药学职业道德评价标准必须通过人的主观思维的抽象和概括，根据药学职业的客观情况和道德规范制定。因此，药学职业道德评价标准具有客观性，只有客观的标准才能够被用来作为评价药学人员道德水平的尺度。另外，具体的药学职业道德评价是一个主观见之于客观的过程。在这个过程中，评价者需要根据已经确立的评价标准，对被评价者的行为和言论等进行主观判断，然后得出客观的评价结果。只有当药学职业道德评价标准在评价者身上达到主客观两个方面的统一，药学职业道德评价才能得以完成，并达到预期的效果。这意味着评价结果既反映了被评价者的实际情况，也符合社会对药学职业道德的普遍期望和要求。

药学职业道德评价标准的主客观统一问题，是涉及评价尺度是否具有一致性的问题。如果一个社会的特定阶段没有一个相对统一的药学职业道德参照系统，就会给形成社会所要求的药学职业道德制造困难。这是因为药学职业道德是社会道德的一部分，需要与社会的发展和需求相适应。因此，只有提高全社会对药学职业道德评价标准的认识和把握水平，特别是提高药学人员在这方面的责任，才能够形成良好的药学职业道德氛围，促进药学事业的发展。

2. 一致性与层次性的辩证统一

药学职业道德评价是在道德行为评价框架之内的，必然具备道德行为评价的特点，即药学职业道德评价也是以行为是否有利于社会发展与进步作为评价标准。因此，药学职业道德评价标准与道德行为评价标准相一致。但由于药学职业行为的特殊性，药学职业道德评价标准也具有独特的层次性。

药学职业道德评价标准的层次性有两层含义。第一，构成是多层次的，既包括普通伦理学所概括出的道德评价的最一般原则，又包括药学伦理学从药学实践活动中概括出的一般原则，还包括在上述原则指导下反映药学领域各系统特点的具体标准和规范。但药学职业道德评价标准的这些层次是相互联系的，是一个有机整体。第二，评价者对同一标准的掌握具有层次性。由于不同评价者在社会地位、药学知识和道德教育背景等方面存在差异，因此会出现对药学职业道德评价标准把握上的不同层次。对不同层次的评价者，可以根据其掌握的药学职业道德评价标准的程度和实际情况，进行分类管理和指导，以避免出现评价结果的偏差。

这种一致性和层次性的药学职业道德评价标准辩证统一的特点，反映了运用药学职业道德评价标准时的复杂性。此外，如果评价者对药学职业道德评价标准没有比较全面和准确的把握，则不可能正确地认识和确定被评价者的道德性质。

3. 确定性和变动性的辩证统一

药学职业道德评价活动和药学实践活动是紧密联系的，药学职业道德评价标准反映了药学实践活动的现状和规律——在动态中变化和发展。但这种变化和发展是相对确定的，在一定时期内，药学实践活动保持相对稳定性。然而，并不是在任何情况下药学实践活动都是绝对不变的，由于它所反映的社会关系和药学科学是发展变化的，一些旧的药学职业道德评价标准会面临新的挑战和问题，需要重新审视和修订。同时，随着社会的进步和人们道德观念的变化，一些新的药学职业道德评价标准也会逐渐形成并被广泛接受。药学职业道德评价标准的确定性与变动性之间是辩证统一的，需要达成一种平衡。一方面，在确定药学职业道德评价标准时，需要充分考虑药学科学的发展过程及其带来的影响和渗透，确保药学职业道德评价标准能够反映药学领域的新趋势和技术进展；另一方面，还需要关注具体的药学职业道德评价标准的变动性，因为不同的药学实践活动可能需要不同的药学职业道德标准。

以上是药学职业道德评价标准的几个特点。从中可以看出，药学职业道德评价标准与药学科学一样，也是一个由多个层次和多个因素构成的标准系统，它是随着药学科学和药学实践的发展而不断演变和完善的。

（三）药学职业道德评价的依据

确立道德评价标准对于进行正确的道德评价具有决定作用，但是只有道德评价标准是远远不够的，还必须掌握道德评价标准的基本依据，这也是伦理学中长期存在争议的问题。在药学实践中，由于药学人员的行为都是由一定的动机或目的而产生的，并在相应手段下进行，产生一定的行为后果，因此，药学职业道德评价应该以坚持动机与效果的统一、目的与手段的统一为基本依据。

1. 动机与效果的统一

动机与效果组成辩证法的一对范畴。动机是指人们行为的主观愿望，效果是指人们行为所造成的客观后果。

从伦理学发展的历史分析可见，在善恶的根据问题上，自古以来就存在两大派之争，即动机论和效果论，它们是关于道德评价根据的学说。动机论片面地认为人的行为的善恶只取决于行为的动机，而与行为的效果无关，动机是评价善恶的唯一根据。动机论最著名的代表人物是康德。康德认为，作为理性存在者的人应该按照善良意志和绝对命令行事，而不必考虑物质利益与行为的社会后果。效果论片面地认为人的行为的善恶只取决于行为的效果，与行为的动机无关，效果是善恶评价的唯一根据。效果论强调善就是导致幸福与快乐、满足利益的行为。英国功利主义者穆勒是效果论的典型代表。穆勒认为，即使一个人的行为出发点可能是不良的，但如果他的行为带来了良好的结果，那么这个行为仍被视为善行。按照穆勒的观点，一个人在追求个人利益的时候能够对他人有好处，那么他的行为就是道德的。这两种观点在道德评价中起着重要的作用，因为它们分别强调了动机和效果在道德行为过程中的重要性。然而，无论是动机论还是效果论，都有其局限性。在实际的道德生活中，动机和效果往往是相互影响、不可分割的。

马克思主义的辩证唯物主义认为，动机与效果是对立统一的，它们既相互对立，又相互联系、相互转化。马克思主义所说的动机和效果的统一论，绝不是把两者等同并列起来，而是强调实践及其效果的检验作用。一个医生在给患者看病时，并不会因为医生有了好的愿望就可以保证每次都能达到好的治疗效果。一个医生在工作中发生了医疗事故，可以肯定地说治疗效果不好，但是不能因为治疗效果不好就全面否定这个医生的行为，而是应该考察事件的全过程。从医疗过程来看，医生在各个方面都采取了负责审慎的态度，只是因为技术条件或某些意外才导致了医疗事故的发生，并且在医疗事故发生后又能总结经验，吸取教训，认真改正，在这种情况下就不能说这个医生的行为是不道德的。反之，若一个人做事只凭动机，不问效果，相当于一个医生只顾开药方，治疗效果如何他根本不管的道理一样，他的行为便是不道德的。

由此，我们可以认为：动机与效果是对立统一的关系，是主观与客观、认识与实践的辩证关系的具体体现。只有从效果上检验动机，从动机上看待效果，才能做到把动机与效果真正统一到社会实践中。

药学职业道德评价的主要依据是动机与效果统一论。一般来说，在药学实践中，好的动机产生好的效果，坏的动机产生坏的效果。但是药学实践的特殊性决定了药学人员的行为在实践过程中受多方面条件的影响和制约。在许多情况下，动机与效果往往存在不一致甚至矛盾，这就需要我们用辩证唯物主义联系的观点、全面的观点和发展的观点具体分析每一个药学实践行为之后再得出正确的善恶评价；否则，就会产生错误的判断和不客观的评价，这样做的直接后果会影响实践者积极性的发挥。

总体来说，在对具体药学伦理行为进行伦理评价时侧重效果，在对药学人员的药学伦理品质进行评价时侧重动机。

2. 目的与手段的统一

目的是指一个人在行动之前根据需要在观念上为自己设计的要达到的目标。手段是指一个人为了达到某种目的所采取的方法和措施。目的决定论认为人们行为的善恶，只需要依据行为目的来评价。手段决定论认为评价人们行为的善恶，只需要依据行为手段。

目的和手段之间存在着辩证统一的关系，彼此既相互联系，又相互制约。没有明确的目的，手段将无法有效地使用；没有合理有效的手段，目的也无法达成。目的与手段的一致性是药学职业道德行为选择的根本要求。一方面，在具体的药学实践行为中，目的和手段总是确定的，手段是过程，目的是结果，不可混淆。另一方面，在具体的药学实践行为中，运用目的和手段的善恶表现有时会不一致。但在药学实践中，手段一般是最能体现目的的。因此，从药学职业道德要求出发，根据目的，应遵循以下原则来体现目的与手段的统一。

（1）有效性原则。

在药学实践过程中，尤其是在药品的科研和生产过程中所采用的手段应该能直接有助于提高药品的疗效和确保药品的质量，为了实现安全目的采取有效手段，只有经过严格的动物实验和临床试验证明对人体的确没有重大伤害，并且具备足够的有效性和安全性证据的药品，才可以被批准上市供人们使用。那些为了经济利益而不考虑人民的生命安全，盲目生产和销售不合格药品的行为是不道德的。

（2）最优原则。

在药品的生产过程中，成为合格药品生产的有效手段有很多，但为了确保药品的质量应该选择最优手段。我国对药品生产企业的生产条件和状态提出了明确的要求。一是要求药品生产企业的硬件条件（包括生产设备、设施、仓库和实验室等）必须满足生产药品所需的标准要求，并且要进行定期的维护和检查，确保其处于良好的运行状态。二是要求生产过程中的软件条件（包括生产工艺、操作规程、质量标准等）必须详细规定药品生产的各个环节和细节，并且要定期进行审查和更新，以确保其与现行标准和最佳实践保持一致。

（3）社会福利原则。

药学实践中选用的手段必须考虑社会后果。药品在生产过程中的废物排放会给社会和人民的健康带来危害，因此必须认真对待并解决药品生产过程中的一系列危害社会利益的问题。在药品营销过程中，既要考虑个人利益和经济利益，又要重视社会利益，这也是由药学产业的特殊性决定的。在采取手段时，药学人员一定要兼顾社会的整体利益，充分体现药学事业的社会福利性这一特点，否则其行为就是不道德的。

总之，评价者在评价药学实践的目的与手段的道德时，要注意两者的统一性，要坚持目的决定手段、手段为目的服务的辩证统一关系。目的合乎道德是手段合乎道德的必要条件。在药学实践中，采用的手段必须以保证药品质量、保证人体用药安全、防病治病、维护人民健康长寿和用药的合法权益为根本目的。在药学职业道德评价过程中，既要看被评价者是否选择了正确的目的，又要看被评价者是否选择了正确手段，只有两面全都兼顾，评价者才能做出权威、科学的评价。

四、药学职业道德评价的方式

药学职业道德的评价方式与一般道德的评价方式相同，主要有社会舆论、传统习俗和内心信念三种。前两者是来自社会的客观评价，后者是来自自我的主观评价。三者相互补充，相辅相成，在药学职业道德评价过程中缺一不可。

1. 社会舆论

社会舆论是指在一定社会生活范围内或在相当数量的民众之中，对某种社会现象、事件或行为所做出的评价及态度。它往往是根据一定的价值标准特别是道德规范做出的，与法律和道德观念等紧密结合在一起。在现代社会中，社会舆论对于政治、经济和文化等领域的发展具有重要的影响。因此，利用各种传播媒介（如图书、报刊、影视、广播、手机客户端等）和教育阵地进行有领导、有组织的社会舆论工作是非常有必要的。药学人员可以按照药学职业道德评价标准，广泛进行药学伦理教育，以正面的宣传、表彰和反面的批评、抵制的方式来提高人们的药学职业道德水平。

社会舆论往往会受到旧思想和旧观念的影响，而这些思想和观念可能不完全正确，因此，社会舆论有正与误、先进与落后之分。在具体实践中，我们要具体分析并接受正确的社会舆论。社会舆论是一种精神力量，它既是社会上人与人之间关系的一种客观存在的反映，又对提高人们的道德行为的水平起着重要作用。社会舆论分为两大类：一类是社会性评价，即有领导、有目的地组织社会各界和患者家属等对药学实践单位和个人的道德状况进行品评，如通过调查问卷、征求意见和反馈信息来赞扬、肯定先进的集体或个人，批评、否定不良的作风和行为，通过积极的教育力量来影响药学人员和单位形成良好的道德行为；另一类是同行评价，即药学人员同仁团体中自发形成的对某人、某事的看法和态度，它同样对药学人员的道德行为起着调节和影响作用，对药学实践个体构成行为的外在约束。

2. 传统习俗

传统习俗也叫作传统习惯，是指人们在社会生活中逐渐形成的比较稳定的、习以为常的行为倾向，它是一种稳定的心理特征和行为规范。传统习俗是自发的社会舆论的重要来源和内容，是一定社会、一定阶级的道德规范的补充，它的特点是以"合乎风俗"或"不合风俗"来评价人们的行为。例如，我国有很多民族，有的民族存在本民族的用药内容、方式、传统和习惯，这是由该民族的社会物质生活条件、文化生活状况、地域差别、气候条件等因素决定的。应该承认，传统习俗在伦理评价中还具有一定的特殊社会作用。由于传统习俗流传久远，深入人心，并往往与民族情绪、社会心理交织在一起，所以比一般的社会舆论具有稳定性、群众性和持久性的特点。它常用"合乎风俗"与"不合风俗"来评价和判断人们行为的善恶，从而规范人们的行为。就传统习俗的本质而言，传统习俗有积极的和消极的两方面作用。药学职业道德传统是社会传统习俗的一个组成部分，它反映的是药学人员在药学实践中形成的比较稳定的、习以为常的药学职业道德信念和态度，体现了药学职业特定的价值观念。进步的传统习俗对药学人员良好道德的形成具有积极作用，而药学人员在实践中需要坚决抵制封建的、落后的传统习俗。因此，药学人员在药学职业道德评价过程中要对传统习俗进行科学"扬弃"，以树立良好的道德风尚。

3. 内心信念

内心信念是人们对某种道德义务的真诚信仰和强烈义务感，同时也是人们对自己的行为进行评价的内在精神力量。内心信念是深刻的道德认识、强烈的道德情感和超强的道德意志的有机统一，它是进行伦理行为选择的内在动机和道德品质构成的某种要素。人们在一定内心信念的支配下，会做出道德的或不道德的各种行为。如果人们履行某种道德义务，则往往会感到内心无愧，得到精神上的满足，从而形成一种信心和力量，并继续坚持这种行为。如果人们违背某种道德义务，则往往会感到羞愧不安，内心受到谴责。

内心信念是通过人们的良心来发挥作用的，它表现了一个人道德水平的高低。药学人员的内心信念是指他们发自内心地对药学职业道德原则、规范和药学职业道德理想的正确性、崇高性的笃信，以及由此产生的强烈的道德责任感。内心信念也是药学职业道德评价的一种最基本的、最重要的方式，它可以提供外界评价所不能掌握的深度和广度，同时它又是社会舆论、传统习俗发挥评价力量的内在决定因素，如果没有内心信念、社会舆论及传统习俗的相互作用与沟通，则药学职业道德评价方式很难发挥作用。因此，从某种意义上来讲，内心信念是通过职业良心发挥作用的，它一旦发挥作用，人们就可以在内心的道德法庭上反省自己的行为，从而实施自我控制和自我监督，成为人们进行自我道德修养的内在的不竭动力。

第二节　药学职业道德修养

马克思主义伦理学非常重视人的道德修养。所谓修养是指个体在政治、思想、道德品质和知识技能等方面经过锻炼和培养而达到的一定水平。

道德修养是人的道德活动形式之一，是指个体在思想品质、思想意识方面的自我锻炼和改造。道德修养不仅包括按照一定的道德原则和道德规范进行的活动，还包括在这些活动中所养成的情操和达到的思想境界。

道德修养是一个持续发展的过程，在实践中不断提升和完善。它涉及对善与恶、正与邪的思考和抉择。在社会实践中，个体会面临各种道德困境和挑战，需要通过对不同道德观念的斗争和抉择来培养和塑造自己的道德品质。社会主义道德修养的内容包括习共产主义道德理论，树立共产主义人生观和道德理想，把道德理想人物作为自己学习的楷模；结合社会实践，依照社会主义道德原则和规范，进行自我对照检查，做自我批评，在锻炼正确思想战胜错误思想的基础上，培养和形成新的道德情感和道德信念，并把正确的认识付诸实践，在工作和生活中形成新的社会主义道德品质和道德习惯。

一、药学职业道德修养的含义和意义

(一) 药学职业道德修养的含义

药学职业道德修养是指药学人员在职业活动中所应遵循的基本道德规范和行为准则，以及在此基础上所表现出来的道德观念、情感、品质和道德行为等。药学职业道德修养的内在因素是不断深化药学职业道德教育和药学职业道德监督效果，药学人员的高尚道德品质并不是先天具有的，而是在后天社会实践中形成的。没有药学职业道德修养，药学职业道德教育与药学职业道德监督就不能取得应有的效果。可见，药学职业道德修养是药学职业道德活动的重要形式。

(二) 药学职业道德修养的意义

加强药学职业道德修养有利于促进药学人员的身心健康发展，培养药学人员高尚的药学职业道德境界，同时促进和推动习近平新时代中国特色社会主义思想。

药学职业道德境界是指药学人员在锻炼和修养的过程中，遵循一定的道德原则和道德规范，形成不同程度的道德水平、思想情感和情操。一个人的药学职业道德境界的高低受其世界观、人生观和价值观的影响。在现实社会生活中，由于每个人所形成的世界观、人生观和价值观有所不同，这些会影响他们对人生的意义、善恶、荣辱、苦乐、美丑等产生不同的看法，也会影响他们对职业的性质及其社会地位、作用的认识程度，以及他们的科学文化素养水平，故而会表现出不同的道德境界水平。加强药学职业道德修养能使低层次的道德境界向最高层次转化。加强药学职业道德修养的意义如下：

1. 有利于充分发挥药学职业道德的社会作用

药学人员一旦具有一定的药学职业道德修养，就能使自己的道德原则和道德规范变成良好的药学职业道德风尚，就能把一定的道德观点、道德信念和道德理论转化为一定的道德行为，形成一定的道德品质。药学职业道德修养既是一个过程，又是一个结果，需要药学人员不断地自我教育、自我改造、自我锻炼和自我提高。具有一定药学职业道德修养的药学人员通常能够认识一定的道德关系，把握自己的行为，并按照一定的道德原则和道德规范处理个人与他人、个人与社会的关系。

2. 有利于药学职业道德教育

药学职业道德修养是药学人员自觉进行的道德活动，是药学人员根据一定的道德原则和道德规范，进行自我教育、自我改造、自我锻炼和自我提高的过程。在这个过程中，药学人员从道德教育的对象变成道德教育的主体，使社会教育变成自我教育，把一定的道德原则和道德规范变成内在的道德信念，并转化为道德行为。如果想实现药学职业道德的教育作用，提高药学人员的道德素质，则必须通过启发药学人员的自觉性，使他们认识到药学职业道德的重要性，自愿地遵循道德规范和道德原则，形成良好的道德品质。

3. 有利于培养品德

药学职业道德修养是药学人员自我教育、自我改造、自我锻炼和自我提高的过程。因而它的前提是自觉性，没有自觉性就没有药学职业道德修养。而药学职业道德教育取得成效的基础是药学职业道德修养，因此，没有药学职业道德修养，药学职业道德教育就毫无意义。药学人员只有发挥主观能动性，自觉地按照药学职业道德原则和道德规范的要求进行药学职业道德修养，才能使药学职业道德转化为内心信念，变成道德品质。因此，具有药学职业道德品质的药学人员，一定是自觉地进行药学职业道德修养的人。

4. 有利于促进药学科学事业的发展

加强药学人员的职业道德修养，可以激发药学人员爱岗敬业的精神，使他们对自己的职业有深刻的认识和热爱，全身心地投入工作，增强为发展药学科学事业奋斗的信念；在攀登药学科学高峰的过程中培养他们坚韧不拔、勇于进取的意志品质；建立全心全意为人民服务、为维护和保障人民的生命健康服务的崇高志向。

二、加强药学职业道德修养的途径和方法

（一）接受药学职业道德教育，提高道德认识

药学职业道德教育是为了使药学人员更好地履行药学职业道德义务，它是一个有目的、有计划地对药学人员灌输系统的药学职业道德并施加影响的过程。

药学人员的职业道德思想不是自发形成的，而是经过长期的学习、实践和培养而形成和发展的。药学职业道德教育是一种职业道德教育，其基本任务是，通过教育将

社会主义药学职业道德的理论、原则、规范和要求转化为药学人员的内心信念，形成正确的药学职业道德观念和稳定的药学职业道德责任感，以及在此基础上产生自我约束、自我激励和自我评价的能力，从而自觉地调整自己的药学职业道德行为，实现药学职业道德的基本原则和基本规范，履行药学职业道德义务。

药学职业道德教育既是社会主义精神文明建设的一个重要内容，又是药学单位思想政治工作的一项经常性任务。药学单位有目的、有计划地开展药学职业道德教育，对于促进医德医风建设具有重要的意义，其意义在于药学职业道德教育是社会主义精神文明建设的重要组成部分，同时也是培养优良道德风气的重要保证。优良道德风气的形成与组织的教育、药学人员的学习以及药学人员在药学实践中的不断提高有关。药学职业道德教育在药学事业改革中具有迫切的需要。在社会主义市场经济条件下，药学事业的改革不断深化，绝大部分药学人员能够坚持社会主义方向，履行救死扶伤、防病治病、全心全意为人民健康服务的宗旨。但是，也有少数药学人员只追求经济利益或通过不正当的途径获取个人利益。在新形势下，如何正确处理好社会效益与经济效益的关系、药学人员与患者的利益关系、个人与集体的利益关系，是药学事业面临的一个重要课题。只有加强药学职业道德教育，才能统一广大药学人员的思想认识，保持药学事业的社会主义方向。

因此，培养药学人员的药学职业道德行为和习惯是进行社会主义药学伦理教育的归宿。其中，药学职业道德习惯是药学人员由不经常的伦理行为转化为道德品质的关键。在药学职业道德教育过程中，不仅要求所有的药学人员要能自觉地按照社会主义药学职业道德的基本原则和基本规范行事，还要将已经实践的药学职业道德行为变为良好的药学职业道德习惯。药学职业道德教育工作者在对药学人员进行药学职业道德教育时，必须坚持正确的原则，坚持正面引导、耐心说服；坚持对不同年龄和不同性格的药学人员采取不同的教育方法；坚持理论和实践相结合；等等。这些原则是广大药学职业道德教育工作者从教学实践中总结出来的。药学职业道德教育工作者除了坚持这些原则，还必须在药学职业道德教育工作中努力探讨药学职业道德教育的规律和途径，以提高教育的效果和质量。

药学职业道德教育的方式灵活多样，归纳起来，主要有以下几种：

1. 普及教育

药学职业道德教育是指药学管理机构和药学院校等组织依据药学职业德基本原则和基本规范，对药学人员和药学专业的学生实行有计划的、系统的道德影响的活动，以提高他们的职业道德水平和职业道德修养。药学职业道德普及教育是一个持续的过程，需要药学管理机构、药学院校、药学人员和药学专业的学生共同参与，推动整个行业的健康发展。

2．潜移默化教育

药学职业道德潜移默化教育是药学职业道德教育的重要方式之一，是指药学管理机构和药学院校等组织通过各种方式和手段，将药学职业道德的基本理念、基本规范和基本要求渗透到药学人员和药学专业学生的日常生活、学习和工作中，潜移默化地培养他们的职业道德观念和行为准则。这种教育方式强调在实践中引导药学人员和药学专业的学生自觉遵循药学职业道德基本规范和基本原则，提升他们的职业道德素质和意识。

3．宣传引导教育

药学职业道德宣传引导教育是指药学管理机构和药学院校等组织通过多种形式的宣传引导，使药学人员和药学专业的学生更加深入地了解药学职业道德的重要性和规范，从而更好地践行药学职业道德。一方面，药学职业道德工作者通过各种典型人物的事迹开展以正面教育为主的药学职业道德宣传教育，引导药学人员和药学专业的学生树立正确的价值观、道德观和职业观，增强其社会责任感和使命感，全心全意为人民提供安全、有效、合理的药物治疗服务；另一方面，对于药学人员和药学专业的学生存在的缺点，药学职业道德工作者需要从关心爱护的角度出发，消除他们的对立情绪，引导他们积极上进，清除思想障碍。对于药学人员和药学专业的学生存在的某些错误思想和违背药学职业道德的行为，药学职业道德工作者要进行耐心的思想教育，帮助他们认识自己的问题，改正错误，提高道德职业修养。

（二）在药学实践中加强药学职业道德修养

教育对于药学人员的职业道德修养固然很重要，但更重要的是药学人员的实践。实践是药学职业道德修养的根本途径和根本方法，而药学职业道德修养也是为了实践，为了更好地服务患者，保障患者的用药安全和治疗效果。因此，药学人员只有与实践相结合，贯彻言行一致、理论与实践相联系的原则，才能不断地改正自身的缺点和不良行为，才能逐步地培养起社会主义道德品质。

药学职业道德修养本身就是实践的过程，是为人民健康服务的过程。药学人员在进行实践时，首先，要学习理论并不断总结经验。药学人员通过不断地从认识到实践、再从实践到认识的循环过程，提高自己的职业道德修养和认识水平。其次，药学人员要注意逐步完善自己的药学职业道德修养，这需要通过一点一滴地"修"来"养"成，药学人员必须从一件件小事做起。最后，药学人员要与整个人生的道德实践相结合。药学实践只是药学人员的道德实践的一部分，其他的社会道德修养是药学职业道德修养的基础，而药学职业道德修养又是其他社会道德修养的深化、发展和体现。因此，药学人员在进行药学职业道德修养时，一定要结合其他道德修养进行。

我们衡量一个药学人员是否真正具有高尚的药学职业道德修养，不是听他的言论，而主要是看他的实践。药学人员在实践中，可以从以下几个方面加强自己的药学职业道德修养：

（1）药学人员要坚持以全心全意为人民服务的世界观、人生观来检查和指导自己的言行，弃恶扬善。在改造客观世界的同时，药学人员要坚持改造自己的主观世界，提高自己的思想觉悟和道德水平。

（2）随着药学科学的进步，药学人员在加强药学职业道德修养的同时，应结合药学科学的新发展，不断注入药学职业道德修养的新内容。

（3）药学人员在内省和慎独中自觉提高道德修养。

内省与慎独是中国古代自我修养的方法。内省是指个体对自我内心世界的审视和反省，是一种"自律"心理，也是一种自我反省的精神。个体通过内省，反思自己的言行举止，然后进行自我批评，从而达到自我完善。慎独则是一种自律的体现，它强调在没有外界监督的情况下，个体依然能够坚持原则、遵守道德规范，保持自我约束和自我管理的能力。慎独作为药学职业道德修养的途径及方法，是指药学人员在单独工作无人监督的时候，仍然能自觉坚持药学职业道德信念和职业操守，遵守药学职业道德原则和道德规范，按照一定的道德准则行动。

内省和慎独确实有不同的侧重点。内省侧重于内心的自律和进取，慎独侧重于外在行为的表现。慎独既是一种自我修养的方法，又是道德修养所要达到的一种崇高境界。慎独强调道德主体内心信念的作用，是一种"理性"自律，是道德主体的"自我立法"和自觉自愿的"自我监督"与"自我育德"。药学人员通过内省做到慎独并持之以恒，从而达到崇高的药学职业道德境界。

药学人员在进行内省时，需要做到以下三点：

第一，要正确认识自己。药学人员要正确认识自己的优缺点，把理想中的自我与实际中的自我结合起来进行审视，全面地评估自己。药学人员只有认识到自己的不足，才能按照社会主义药学职业道德原则和道德规范要求自己，逐步成为具有高尚的职业道德修养的人。

第二，要严于律己。在药学职业道德修养过程中，药学人员要以高标准要求自己。如果药学人员以低标准要求自己，很容易在工作中放松对自己的要求，对自己的行为缺乏约束和监督；如果药学人员以高标准要求自己，主动以药学职业道德规范衡量自己，就会发现自身存在的不足之处，对自己的行为进行更加严格的审视。药学人员只有严于律己，才能不断提高自己的药学职业道德修养水平。

第三，要不断反省。药学人员通过反省自己的思想和行为，总结经验教训，不断提高自己的专业能力和药学职业道德修养。药学人员在工作中存在不足或错误是难以避免的，虚心地接受他人提出的建议和批评可以成为药学人员自我反省和学习的动力。

慎独对药学人员来说有着更重要、更特殊的道德意义，药学人员的慎独主要表现在以下三个方面：

第一，药学人员的职业活动形式需要药学人员慎独。大多数情况下，药学人员是在无人监督的情况下进行工作的，例如药学人员独自组方、配料、检验和发药等，这便要求药学人员具有慎独的修养。

第二，药学工作的职业性质需要药学人员慎独。药学工作关系到人民的生命安危，药学工作的职业性质要求药学人员在工作中时刻保持清醒、认真、负责的态度，确保药品的质量和安全。因而，药学人员的慎独修养显得非常重要。

第三，药学工作的特殊性需要药学人员慎独。药学人员在涉及患者隐私等特殊场合中更需要强调慎独修养，自觉为患者的隐私保密，保持医疗行为的谨慎和尊重患者的人格。只有这样，才能赢得患者的信任和尊重，为患者提供更好的服务。

药学人员要达到慎独的境界，必须从以下几方面着手：

第一，加强学习。药学人员要系统地学习理论知识，了解和掌握药学职业道德的基本理论、基本原则和基本规范。在学习的过程中，药学人员要树立科学的世界观，形成正确的道德信念，并将这种信念转化为内在自觉，从而指导自己的药学实践活动。

第二，培养良好的道德品质。道德品质在药学职业道德修养中十分重要，药学人员要努力培养、提高和完善自己的道德认知、道德情感、道德意志，以便更好地履行自己的职责，为患者提供优质的服务。而道德品质的培养就是一个把外在的道德规范转化为内在伦理要求的过程。为此，作为道德主体，药学人员需要提高自己的明辨能力，坚持抵制不良行为并引以为戒。

第三，持之以恒。药学人员要做到慎独，必须具有坚定的信念、持之以恒的精神。他们只有时时、处处、事事严格要求自己，才能不断提高自身的素质和能力，达到慎独的自觉性、一贯性和坚定性，为保障患者的健康和安全做出积极的贡献。

药学职业道德品质的形成是一个不断深化、不断磨炼的过程，而不是一蹴而就、一劳永逸的。这就需要药学人员在药学职业道德修养过程中保持顽强的意志品质，持之以恒、知难而进，自觉地将社会主义药学职业道德原则和道德规范落实在实际行动中，使自己成为有益于人民、有益于社会的具有高尚道德品质的楷模。

练　习　题

一、名词解释

道德评价＿＿＿＿＿＿＿＿＿＿＿＿＿＿＿＿＿＿＿＿＿＿＿＿＿＿＿＿＿＿＿＿

药学职业道德评价标准_____

修养_____

道德修养_____

药学职业道德修养_____

二、单项选择题

1. 关于药学职业道德评价的标准，错误的是（　　）。

   A．自我标准　　　　　　　　　B．质量标准

   C．社会标准　　　　　　　　　D．科学标准

2. 社会性评价的主要形式是（　　）。

   A．自我肯定　　　　　　　　　B．法律制裁

   C．社会舆论　　　　　　　　　D．扪心自问

3. 药学职业道德评价的作用有（　　）。

   A．具有正确认识药学行为的道德责任作用

   B．具有判断药学行为善恶的作用

   C．具有与药学科学相互促进的作用

   D．以上都是

4. 下列有关药学人员道德修养的方法，叙述错误的是（　　）。

   A．药学人员在日常生活中是不可能进行药学职业道德修养的

   B．药学人员在药学实践中进行药学职业道德修养

   C．药学人员要做到内省与慎独

   D．药学人员要持之以恒地进行药学职业道德修养

5. 下列有关药学职业道德修养的意义，说法最完整的是（　　）。

   A．有利于促进药学人员身心健康发展

   B．培养药学人员高尚的药学职业道德境界

   C．促进和推动社会主义精神文明建设

   D．以上都对

6. 下列不属于药学职业道德评价方式的是（　　）。

   A．传统习俗

   B．内心信念

   C．领导评议

   D．社会舆论

7. 下列不属于药学职业道德修养内容的是（　　）。

   A．药学职业道德原则的要求

B. 患者的要求

  C. 药学职业道德规范的要求

  D. 普通道德规范

三、多项选择题

1. 在药学职业道德修养的过程中，下列哪些措施可以加强药学人员内省的修炼？
（　　）

  A. 正确认识自己的优缺点，按照药学职业道德原则和规范要求自己

  B. 在药学职业道德修养过程中，要高标准要求自己

  C. 要反省自己的思想和行为，总结经验教训，不断提高自己

  D. 学习先进典型，找出自己的不足

  E. 掩盖自己的不足，对外夸夸其谈

2. 道德评价的特点包括（　　）。

  A. 以行为善恶为评价标准

  B. 可以通过法律来进行评价

  C. 是把他人的道德行为作为评价对象

  D. 随着历史的发展而不断变化

  E. 以上均正确

3. 下列哪些表现体现了药学人员的慎独情操（　　）。

  A. 自觉地为患者的隐私保密

  B. 保持医疗行为的谨慎，尊重患者的人格

  C. 在药品生产配料过程中，可以随意增减原料比例

  D. 小心谨慎，尽职尽责

  E. 在进行药品检验时，要考虑企业利益，对次质量产品勉强过关

四、简答题

1. 药学职业道德评价的意义有哪些？
2. 药学职业道德评价的作用有哪些？
3. 简述药学职业道德评价的标准。
4. 加强药学职业道德修养的意义是什么？
5. 加强药学职业道德修养的途径与方法是什么？
6. 药学人员在实践中加强药学职业道德修养有哪些具体要求？
7. 简述慎独的意义。
8. 药学人员如何做到慎独？

附　录

附录包括医药文献和《新时代公民道德建设实施纲要》两部分内容，共 20 页。请扫码阅读。

参考文献

[1] 赵迎欢. 医药伦理学 [M]. 5版. 北京：中国医药科技出版社，2020.

[2] 陈亚新，等. 当代医学伦理学 [M]. 北京：科学出版社，2002.

[3] 刘邦武. 医学伦理学 [M]. 北京：人民卫生出版社，2002.

[4] 冯泽永. 医学伦理学 [M]. 3版. 北京：科学出版社，2012.

[5] 哈刚，何欣. 医药伦理学 [M]. 沈阳：辽宁大学出版社，2003.

[6] 邱仁宗，翟晓梅. 生命伦理学概论 [M]. 北京：中国协和医科大学出版社，2003.

[7] 张慧，周湘涛，王志杰. 医学伦理学教程 [M]. 北京：中国科学技术出版社，2003.

[8] 刘耀光. 医学伦理学 [M]. 3版. 长沙：中南大学出版社，2009.

[9] 丹瑞欧·康波斯塔. 道德哲学与社会伦理 [M]. 李磊，刘玮，译. 哈尔滨：黑龙江人民出版社，2005.

[10] 卢启华，邹从清，阮丽萍. 医学伦理学 [M]. 武汉：华中科技大学出版社，2006.

[11] 丘祥兴，孙福川. 医学伦理学 [M]. 3版. 北京：人民卫生出版社，2008.

[12] 程卯生. 医药伦理学 [M]. 2版. 北京：中国医药科技出版社，2008.

[13] 人力资源社会保障部教材办公室. 职业道德 [M]. 4版. 北京：中国劳动社会保障出版社，2018.

[14] 焦泉，王进. 药业伦理学 [M]. 北京：人民卫生出版社，2010.

[15] 李勇，田芳. 医学伦理学 [M]. 3版. 北京：科学出版社，2017.